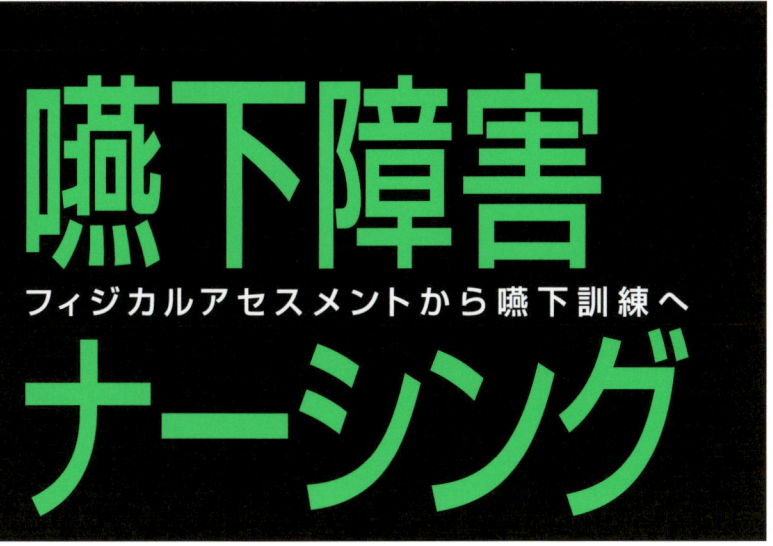

嚥下障害ナーシング
フィジカルアセスメントから嚥下訓練へ

編集 ● 鎌倉やよい　愛知県立看護大学教授

著者 ● 鎌倉やよい
　　　藤本　保志　名古屋大学医学部講師
　　　深田　順子　愛知県立看護大学准教授

医学書院

嚥下障害ナーシング		
フィジカルアセスメントから嚥下訓練へ		
発　行	2000年 9 月15日　第 1 版第 1 刷Ⓒ	
	2021年11月15日　第 1 版第12刷	
編　集	鎌倉やよい	
発行者	株式会社　医学書院	
	代表取締役　金原　俊	
	〒113-8719　東京都文京区本郷 1-28-23	
	電話　03-3817-5600(社内案内)	
印刷・製本	アイワード	

本書の複製権・翻訳権・上映権・譲渡権・貸与権・公衆送信権(送信可能化権を含む)は株式会社医学書院が保有します．

ISBN978-4-260-33092-3

本書を無断で複製する行為(複写，スキャン，デジタルデータ化など)は，「私的使用のための複製」など著作権法上の限られた例外を除き禁じられています．大学，病院，診療所，企業などにおいて，業務上使用する目的(診療，研究活動を含む)で上記の行為を行うことは，その使用範囲が内部的であっても，私的使用には該当せず，違法です．また私的使用に該当する場合であっても，代行業者等の第三者に依頼して上記の行為を行うことは違法となります．

JCOPY 〈出版者著作権管理機構　委託出版物〉
本書の無断複製は著作権法上での例外を除き禁じられています．複製される場合は，そのつど事前に，出版者著作権管理機構(電話 03-5244-5088, FAX 03-5244-5089, info@jcopy.or.jp)の許諾を得てください．

まえがき

　摂食・嚥下障害に関するリハビリテーションは患者の生活の質（Quality of life：QOL）を考えるとき、非常に重要な領域です。2000年に介護保険がスタートし、摂食・嚥下障害に対する援助が、社会的にも要請されてきました。さらに、日本摂食・嚥下リハビリテーション学会の設立を機に、多くの専門職種が摂食・嚥下障害に協同して取り組みを始め、嚥下障害に対する援助の方法論が確立されつつあります。その中で看護の専門的役割が求められています。

　看護が担当する領域は、第1章で述べるように多岐にわたります。しかし、これまでの看護教育カリキュラムにおいては、嚥下障害について十分に教育されてきたとは言いがたい状況です。そのため、看護師からは具体的な援助ができるための方法論を求める声が上がってきています。実際、学会が開催する摂食・嚥下訓練の技術セミナーはいつも盛況です。本書は、そのような要望に応えるための本です。

　多職種によるチームアプローチによって具体的な訓練方法が決定されますが、看護の役割として重要なことは、まず嚥下障害に関する観察ができること、嚥下に関する問題をアセスメントできること、嚥下訓練の目的と期待される効果が理解できること、患者の生活にあわせて嚥下訓練を実施できることです。これらを目指して、本書を活用してください。

　さて、本書の第3章ではフィジカルアセスメントから適切な嚥下訓練を導きだす推論の過程をていねいに述べました。主観的情報は患者の訴えを中心に収集しますが、さらに関連のある情報を意図的に質問して収集することが重要です。そのための質問項目を示して、そこから何が判断されるかを示しました。必要となる客観的情報については、具体的な観察の方法とそ

こから導かれる判断を述べています。これらの情報を総合して嚥下障害の病態を判断することで、もっとも適切な嚥下訓練を実行することができるのです。第4章では1つひとつの嚥下訓練について、具体的方法を示し、どのような研究によってその訓練の効果が実証されているのかをまとめました。さらに、第5章は4章までの方法論を具体的に実践していただくために、具体的な看護の展開を述べています。第1章、第2章はその後の章を理解するための基礎知識として知っておくべき事項です。

　看護は観察から始まります。観察によって実に多くの情報を得ることができます。ぜひ本書を実践で使いこなしてください。嚥下障害の研究によって確立されてきた援助の技術が、1人でも多くの嚥下障害患者へ提供されることを願って止みません。

　本書の執筆は編者鎌倉と共著者の藤本保志ならびに深田順子との嚥下障害に関する共同研究をとおして進められました。執筆の分担を決めて始めましたが、その内容については互いに議論しながら修正をくり返し完成にたどり着いた次第です。その間、様々にサポートしてくださった編集者の宇津木利征氏に感謝いたします。

2000年8月

鎌倉　やよい

目次

まえがき ………………………………………………………………………………ⅲ

第1章 看護に必要な基礎知識

第1項 看護の役割 …………………………………………………………………… 2
1 看護が対象とする領域 ……………………………………………………… 2
2 チームアプローチにおける看護の専門性 ……………………………… 3
3 看護における目標 …………………………………………………………… 4

第2項 嚥下障害に関する看護診断 ……………………………………………… 6
1 看護診断：摂食セルフケア不足 …………………………………………… 7
2 看護診断：嚥下障害 ………………………………………………………… 7
3 看護診断：栄養摂取消費バランス異常（必要量以下） ……………… 8
4 看護診断：体液量不足リスク状態 ………………………………………… 8
5 看護診断：誤嚥リスク状態 ………………………………………………… 8
6 看護診断：感染リスク状態 ………………………………………………… 9
7 看護診断：窒息リスク状態 ………………………………………………… 9

第3項 正常な嚥下 …………………………………………………………………… 10
1 嚥下に関連する解剖生理 …………………………………………………… 10
2 正常嚥下のしくみ …………………………………………………………… 16

第4項 嚥下障害 ……………………………………………………………………… 22
1 嚥下障害の診断に用いられる検査 ……………………………………… 22
2 嚥下障害の主な病態 ………………………………………………………… 22

第2章 嚥下機能へ影響する要因

第1項 脳血管障害による嚥下機能への影響 ………………………………… 30
1 病態による影響 ……………………………………………………………… 30
2 意識レベル低下による影響 ………………………………………………… 32
3 発症からの病状経過による影響 ………………………………………… 33

第2項 口腔・咽頭癌手術による嚥下機能への影響 ………………………… 34
1 口腔・咽頭癌による嚥下障害の概要 …………………………………… 34
2 口腔・咽頭癌の手術後の嚥下障害の特徴 ……………………………… 35
3 病態を理解するために必要な口腔・咽頭癌手術の基礎知識 ……… 35
4 術後嚥下障害の病態を理解する ………………………………………… 38

第3項　加齢による嚥下機能への影響 ································ 42
 1　高齢者における嚥下の問題 ···································· 42
 2　準備期・口腔期への影響 ······································ 43
 3　咽頭期への影響 ·· 43
 4　生活による影響 ·· 45

第4項　気管切開による嚥下機能への影響 ·························· 46
 1　利点 ·· 46
 2　欠点 ·· 46
 3　カニューレの選択 ·· 47

第3章　嚥下障害のフィジカルアセスメント

第1項　患者・家族から得る一般的情報 ···························· 54

第2項　患者・家族から得る主観的情報 ···························· 56
 1　準備期・口腔期に関連する質問 ································ 56
 2　咽頭期に関連する質問 ·· 58
 3　食道期に関連する質問 ·· 60
 4　全身状態に関連する質問 ······································ 60

第3項　視て・触れて・聴いて得る客観的情報 ······················ 62
 1　顔貌 ·· 62
 2　会話 ·· 64
 3　口唇 ·· 65
 4　顎関節・口腔内 ·· 65
 5　舌 ·· 67
 6　軟口蓋 ·· 67
 7　前口蓋弓 ·· 68
 8　口腔内知覚 ·· 68
 9　喉頭 ·· 69
 10　全身状態 ··· 69

第4項　情報からのアセスメント ·································· 74
 1　嚥下障害の病態の復習 ·· 74
 2　嚥下障害に関する情報と嚥下訓練 ······························ 75

第4章 嚥下訓練

第1項 基礎的訓練 ……………………………………………………82
1 口腔内保清 ………………………………………………………83
2 Think Swallow（嚥下の意識化） ………………………………86
3 アイスマッサージ（thermal stimulation） ……………………88
4 頸部・肩部の運動 ………………………………………………90
5 顎の運動 …………………………………………………………93
6 頬の運動 …………………………………………………………95
7 口唇の運動 ………………………………………………………96
8 舌の運動 …………………………………………………………98
9 構音訓練 …………………………………………………………102
10 ブローイング ……………………………………………………104
11 声門内転訓練 ……………………………………………………106
12 声門上嚥下（息こらえ嚥下）(supraglottic swallow) ………108
13 OE法（間欠的経口食道経管栄養法） …………………………110

第2項 代償的訓練 ……………………………………………………112
1 食物形態による代償 ……………………………………………113
2 体位による代償：体幹姿勢による代償 ………………………115
　1）30～60度仰臥位 ……………………………………………115
　2）患側を上に、健側を下にした側臥位 ……………………116
3 体位による代償：頸部姿勢による代償 ………………………117
　1）頸部前屈位 …………………………………………………117
　2）頸部後屈位 …………………………………………………119
　3）頸部回旋位 …………………………………………………120
　4）頸部側屈位 …………………………………………………122
　5）下顎突出位 …………………………………………………123

第5章 看護の展開

第1項 脳血管障害患者への嚥下障害の看護 ………………………128
1 脳血管障害発症から呼吸状態安定までの援助 ………………129
2 呼吸状態安定から嚥下反射の回復を確認するまでの援助 …129
3 嚥下反射を確認した後の援助 …………………………………129
4 嚥下反射を確認できないときの援助 …………………………130

第2項　舌癌患者の術後嚥下障害に対する看護 ……………………131
　　1　遊離皮弁が生着するまでの看護………………………………131
　　2　遊離皮弁生着後における嚥下障害の看護……………………136
索　引 ………………………………………………………………140

第1章

看護に必要な基礎知識

本章では、嚥下障害患者の看護において必要とされる基礎知識を述べていきます。まず、嚥下障害における看護の役割を明確にした上で、嚥下障害に関連して看護が取り扱う問題の範囲を把握するために、具体的な看護診断ラベルを用いて概説します。次に、正常な嚥下を理解するために、解剖・生理に関する知識のおさらいをします。実際に観察する順序にそって確認できるように構成しました。そして続く嚥下障害の項で、主な病態を明確に把握してください。

第1項 看護の役割
1. 看護が対象とする領域
2. チームアプローチにおける看護の専門性
3. 看護における目標

第2項 嚥下障害に関する看護診断
1. 看護診断:摂食セルフケア不足
2. 看護診断:嚥下障害
3. 看護診断:栄養摂取消費バランス異常(必要量以下)
4. 看護診断:体液量不足リスク状態
5. 看護診断:誤嚥リスク状態
6. 看護診断:感染リスク状態
7. 看護診断:窒息リスク状態

第3項 正常な嚥下
1. 嚥下に関連する解剖生理
2. 正常嚥下のしくみ

第4項 嚥下障害
1. 嚥下障害の診断に用いられる検査
2. 嚥下障害の主な病態

第1章　看護に必要な基礎知識

看護の役割

1　看護が対象とする領域

　嚥下障害は小児・成人・老人のどの領域においても問題となっています。いずれにせよ看護は生活する人としての患者を援助することですから、嚥下障害においても患者の生活を大きく規定する原疾患の経過のなかで、障害の様相を捉える視点が必要です。

　経過は3つに大別されます（図1-1）。

　第1は、生得的に嚥下機能が障害されていて、成長発達の経過において嚥下機能を獲得することを目指す経過です。小児領域の脳性麻痺児の嚥下障害などがここに含まれます。第2は、原疾患の発症とともに障害をきたし、その状態から嚥下機能の回復を目指す経過です。この経過において捉えるべき代表的

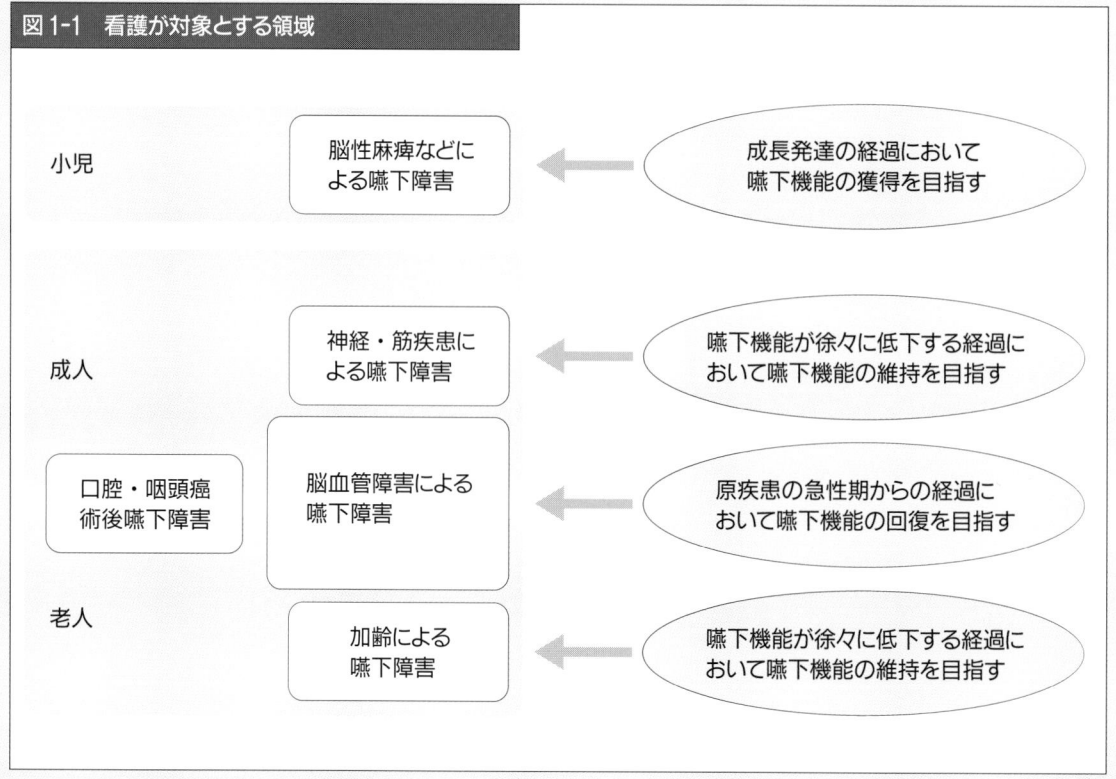

図1-1　看護が対象とする領域

な疾患は脳出血や脳梗塞などの脳血管障害です。これらは嚥下に関与する神経を麻痺させる原因となります。また、口腔・咽頭癌などの手術後にも嚥下障害が起こります。手術による機能的・構造的な障害です。その状態から改善を目指して看護を行なうことになります。第3は、原疾患の進行に伴って嚥下機能が徐々に低下するために、機能を維持することを目指す経過です。筋萎縮性側索硬化症、パーキンソン病、重症筋無力症、筋ジストロフィーなどの疾患に代表されます。また、加齢に伴う嚥下障害もここに含まれます。本書では成人・老人領域に位置する第2、第3の経過を扱うことになります。

これら全ての領域に看護が関わることになりますが、嚥下障害を引き起こす原疾患の経過によって、急性期から回復期の患者にあっては主に病院の臨床看護婦が、在宅で療養する慢性期の患者にあっては訪問看護婦が担当することになるでしょう。一方、嚥下障害患者に対する医療においても多職種によるチームアプローチが重要なことはもちろんです。そのなかで、看護がどのように専門性を発揮するべきかが問われるようになってきています。

2 チームアプローチにおける看護の専門性

現在、医師、歯科医師、看護師、言語聴覚士、理学療法士、作業療法士、歯科衛生士、栄養士などの多くの専門職種が、摂食・嚥下障害に対して取り組みを始めました。これまでに、摂食・嚥下障害に対する診断、治療、訓練法などが報告され、徐々に体系化されつつあります。各専門職種がチームとして機能することによって、摂食・嚥下障害を改善するためのより高い知識と技術を効率よく提供することができます。このような状況の中で、看護師はどのような専門性を発揮できるのでしょうか。臨床での看護の役割は、患者が健康を回復するよう生活を援助することです。患者が自立した生活を送ることができるように、摂食・嚥下障害の改善を目指して看護師はどのように取り組んでいくのか、専門職としての方法論が求められることになります。

原疾患の経過の中で嚥下障害を捉える視点が重要であることは前項で述べましたが、まず、原疾患の急性期にある患者の嚥下障害への取り組みは、主治医と看護師が中心となります。具体的に脳血管障害発症後の急性期を考えてみましょう。患者は発症によって緊急入院となります。急性期には脳血管障害に関連した種々の検査が行なわれるとともに、生命を維持するために全身状態の管理がなされます。脳ヘルニアを予防するために脳圧を下げる治療、循環器系・呼吸器系が安定するための治療が実施されます。意識レベルの低下による嚥下反射の消失は、唾液の気管内への流入を引き起こし呼吸状態を悪化させます。すなわち、全身状態の安定を図る援助として、嚥下障害を捉えることが重要です。原疾患の病態とその経過を把握したうえで嚥下障害への具体的な援助を実施することは、ベッドサイドケアを担う看護師の役割です。

急性期を経過した後に、嚥下障害が慢性化する患者は限定されてきます。その患者が回復期に入っても嚥下障害が改善しない状態であれば、看護師は情報を提供して他の専門職種と連携を図るためのコーディネーターの役割をとることが望まれます。

患者が回復期に入ると嚥下機能評価に関す

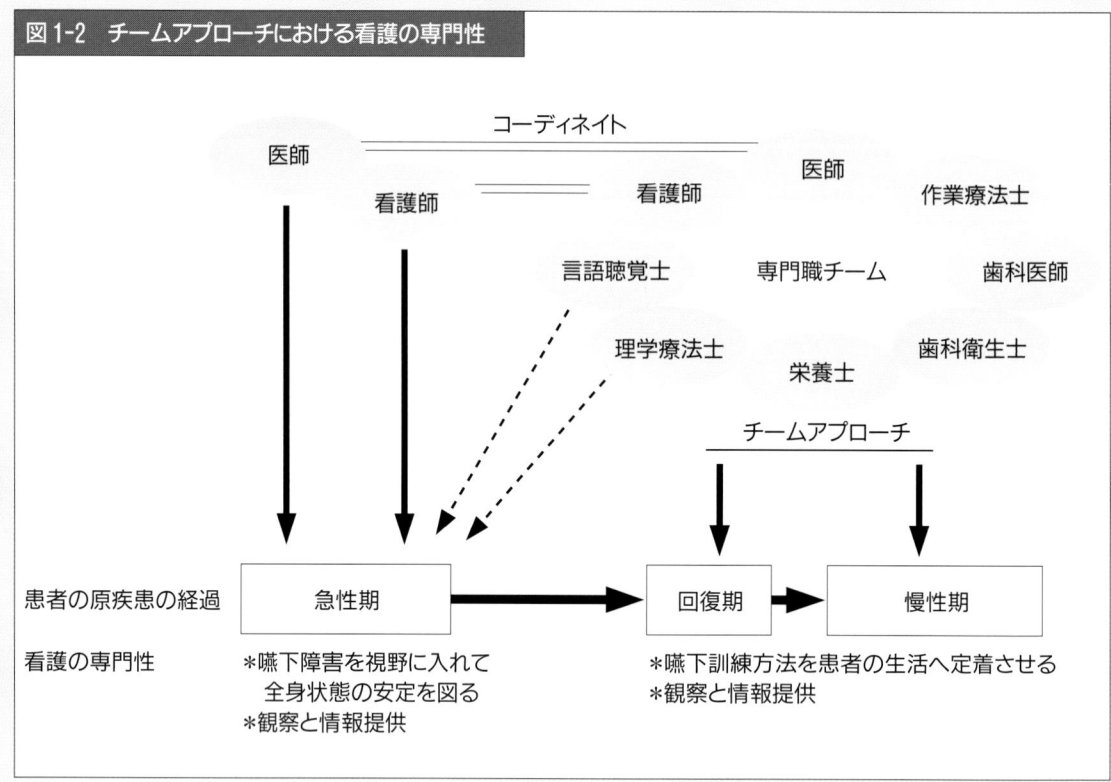

図1-2 チームアプローチにおける看護の専門性

る検査を受けることができるようになります。検査によって客観的に嚥下機能を評価し、多職種のチームカンファレンスによって嚥下訓練法を検討します。この時点で初めて、医師をリーダーとしたチームアプローチが具体化することになります。ここでの看護師の役割の1つは、その患者の摂食・嚥下に関する観察結果をチームに提供することです。いいかえれば、看護師は正確な観察にもとづいた情報提供ができることが求められます。次に、チームにおいて決定された訓練方法を患者の生活に定着させることです。さらに、患者の生活における情報は訓練の評価として重要です。それをチームに積極的に提供するのも看護師の役割です（図1-2）。

3　看護における目標

　栄養補給法には、口から食べる経口栄養法以外に、経管栄養法があります。これはチューブを介して食物を注入しますが、口から食べることができない人にとって、生きるための栄養と水分を補給することができる有効な方法です。ですから、経管栄養法が「悪」であり、経口栄養法が「善」であるといった簡単な図式で表わすことは適切ではありません。ここで重要なことは、何らかの原因によって嚥下機能の障害を受けた患者の残された機能が、最大限に活用されることです。その結果、経口摂取が可能となる患者もいれば、経管栄養法に頼らざるを得ない患者がいることも現実です。ですから、看護の目

標としては1人ひとりの患者の嚥下機能を把握したうえで、その患者の経口摂取を目指して到達すべき段階的な目標を設定するようにします。

最終的な目標は「嚥下機能を障害された患者が誤嚥を起こさず、栄養必要量および必要水分量を口から摂取することができる」となるでしょう。この最終目標へ向けてさらに、個人差に応じた段階的な到達目標を設定するのです。例えば、その患者の嚥下機能の現状の問題を明らかにしたうえで、嚥下訓練と関係づけて「嚥下反射を惹起する」「舌が門歯から先に挺出できる」などとなります。その目標は患者の状態によってさまざまですから、患者本人とその家族も参加して目標を設定し共有することが重要です。

また、結果的に経管栄養法としての胃瘻が造設された場合でも、嚥下障害が解決されていなければ唾液を誤嚥することも十分考えられます。嚥下障害を改善するための視点のみではなく、肺炎を起こさないように口腔内の清潔を維持することなど、障害と共に生活するために必要なことも重要な看護の目標になります。

第1章 看護に必要な基礎知識

嚥下障害に関する看護診断

　摂食・嚥下障害に伴ってどのような問題が生じるのかを、看護診断の分類[1]を利用して概説しておきましょう(脚注1)。嚥下は「飲み込むこと」であり、嚥下に先立って「食物の認知・捕食・咀嚼・食塊の形成」が行なわれます。この過程が先行期、準備期、口腔期、咽頭期、食道期に区分されています。すなわち、先行期とは食の判断と食の動作の時期であり、姿勢を維持し、食物を認知して口に入れるまでを言います。準備期とは、咀嚼して食塊を形成する時期のことです。歯によって食物が嚙み砕かれ、舌、頬、口唇などの筋肉

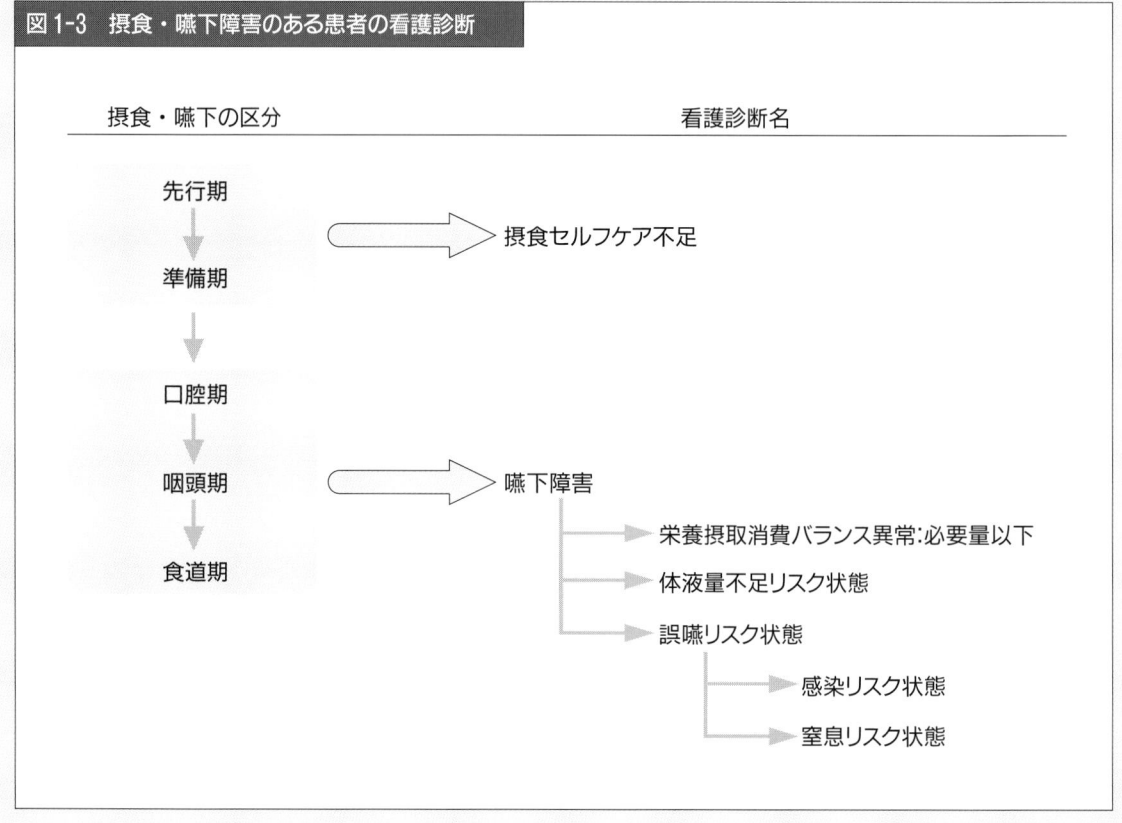

図1-3　摂食・嚥下障害のある患者の看護診断

脚注1） 看護診断：北米看護診断協会（North American Nursing Diagnosis Association：NANDA）による看護診断カテゴリーに従いました。

が協調してはたらいて唾液と混ぜ合わされ、ペースト状の食塊が形成されます。口腔期とは、形成された食塊を舌が随意的に咽頭へ送り込む時期です。咽頭期は、食塊が咽頭を通過して食道に入りきるまでです。食道期は、食道内に入りきった食塊が、胃に入りきるまでです。この摂食・嚥下の区分に従って摂食・嚥下障害に関連した看護診断を図1-3に表わしました。

人間の基本的欲求のなかで食事は、生命維持に欠かせない重要な要素です。摂食・嚥下障害のある患者は、食物・水分を摂取できないことによる低栄養・脱水となる危険、気道保護ができないことによる誤嚥の危険、誤嚥による肺炎や窒息の危険といった生命維持を脅かす問題に直面することとなります。また、自力で食事をとることができない場合、家庭生活や社会生活も制限されることにつながります。これらが、摂食・嚥下障害のある患者を看護する上での問題として取り上げられることになります。常にこのような問題を念頭においた観察が重要になります。

摂食・嚥下障害に関連した看護診断として、以下に示す診断があげられます。

1 看護診断：摂食セルフケア不足

先行期は食物を認知する時期であり、準備期は食物を口に運び、咀嚼して食塊を形成する時期です。ここでは、意識障害があったり、体幹・上肢・頭部の協調運動が不十分であるために、食物を口に運ぶことができないことが問題となります。そのため、食事摂取が独力で遂行されない場合には「摂食セルフケア不足」の看護診断が考えられます。これは、「自分自身のための食事行動を遂行する、または完遂する能力の障害」と定義され、食物を容器から口へ運ぶことができない、食物を咀嚼できない、食物を口の中でうまくあつかえないなどが診断指標とされています。

2 看護診断：嚥下障害

「嚥下障害」の看護診断は「口腔・咽頭・食道の構造または機能の障害に伴う嚥下メカニズムの機能の異常」と定義されています。嚥下障害を判断するための指標が、口腔相、咽頭相、食道相（食塊の動きに注目した分類）として分類されています。これらの指標が顕在しているかどうかを観察することによって、嚥下障害と看護診断すべきか否かを確認します。本書は、「相」ではなく「期」としての分類（生理学的な組織の働きに注目した分類）に従います。そのため、示されている診断指標について、準備期、口腔期、咽頭期、食道期の各期に該当する代表的な項目を選択して紹介します(脚注2)。

準備期では、咀嚼の不足、食塊形成の遅延、食塊を形成するための舌運動の欠如、頬部側溝に食物を貯留などの項目があげられています。口腔期では、食塊の口腔から咽頭へ

脚注2）看護診断においては、摂食・嚥下リハビリテーション領域で用いられる用語とは異なる診断指標の表現もみられますが、本項では看護診断用語をそのまま用いました。

の早期進入、流涎、嚥下の前にむせる、咳き込むなどがあげられています。咽頭期では、嚥下の遅延、鼻への逆流、むせる、咳き込む、のどをゴロゴロ鳴らす声質などがあげられています。食道期では、胃内容の逆流、または胃液の混在したげっぷ、夜間の咳き込み、または覚醒などがあげられています。

これらの診断指標は、観察項目として言い換えることもできます。しかし、項目を把握するだけでは十分にアセスメントすることができません。これらが表わしている意味を理解することが重要です。さらに詳細な観察と、その結果が表わす意味について、第3章「嚥下障害のフィジカルアセスメント」で詳しく述べていきます。

3　看護診断：栄養摂取消費バランス異常（必要量以下）

「嚥下障害」によって経口的な栄養補給が不十分となり、その結果として低栄養をきたすことから、「栄養摂取消費バランス異常（必要量以下）」の看護診断が考えられます。これは、「代謝上必要とする量を満たすには不十分な栄養摂取」をしている状態と定義されています。診断指標として、十分な食物摂取でも体重が減少する、理想体重より20％以上少ない体重、1日推奨食物摂取量より不十分な食物摂取の訴え、嚥下や咀嚼に必要な筋肉の筋力低下などがあげられています。

4　看護診断：体液量不足リスク状態

「嚥下障害」によって必要水分量の摂取が不十分となるために「体液量不足リスク状態」の看護診断が考えられます。経管栄養あるいは中心静脈栄養などの非経口的栄養補給法から、経口的に摂取し始める時期に特に注意することが必要です。これは「血管内、細胞内、細胞間隙の脱水をきたす危険がある状態」と定義され、診断のための危険因子として、水分の入手・摂取・吸収に影響を与える正常からの逸脱の存在があげられています。

5　看護診断：誤嚥リスク状態

「嚥下障害」によって気道保護の調整がうまくできないために、嚥下した食塊を誤嚥する危険性があることから、「誤嚥リスク状態」の看護診断が考えられます。これは、「消化器分泌物や口腔咽頭分泌物、または固形物や液体を、気管-気管支に侵入させる危険がある状態」と定義され、診断のための危険因子の存在が示されています。嚥下障害に関係する誤嚥のリスク状態の危険因子には、経管栄養、意識レベルの低下、気管切開または気管チューブの存在、下部食道括約筋の機能不全、嚥下障害、消化管チューブ、顔面・口腔・頸部の手術または身体外傷、咳嗽反射および嘔吐反射の抑制などがあげられています。

6　看護診断：感染リスク状態

　「嚥下障害」による誤嚥によって肺炎等の感染の危険が増加するために「感染リスク状態」の看護診断が考えられます。これは、「病原微生物によって侵される危険が増加している状態」と定義され、診断のための危険因子の存在が示されています。嚥下障害に関係する感染のリスク状態の危険因子には、不適切な第1次防御機構、栄養不良などがあげられています。

7　看護診断：窒息リスク状態

　「嚥下障害」によって誤嚥した食塊は気管、気管支を塞ぐ危険があるために「窒息リスク状態」の看護診断が考えられます。これは、「不慮の窒息の危険の増大（十分に吸入する空気が得られない状態）」と定義され、診断のための危険因子の存在が示されています。嚥下障害に関係する窒息のリスク状態の危険因子には、口いっぱいに食物を詰め込んだ人、運動能力の低下、認知障害または情動障害などがあげられています。

第1章　看護に必要な基礎知識

正常な嚥下

1　嚥下に関連する解剖生理

　患者さんを観察する場合、開口時の口内をながめ、次に頸部の構造を見て、触れて調べます。喉頭や下咽頭の状況は間接喉頭鏡や喉頭ファイバーを使わなければ見ることができませんが、最近はビデオ内視鏡によって看護師も観察可能となってきました。

1）口を開ければ見える構造（図1-4）

口　唇

　口唇は食物摂取にあたって最初に異物に触れる部位です。食物を口内へ取り込んだ後、それが外へ出ないように、咀嚼・嚥下の間きちんと閉鎖している必要があります。舌が食塊を後方へ送るとき、口唇が開いていると圧力が外へ漏れてしまい、うまく飲み込めなくなるのです。口唇は顔面神経の下顎縁枝の支配をうけ、脳梗塞後の麻痺、頭頸部手術後の麻痺などで嚥下障害の増悪因子となります。

頬粘膜

　頬の粘膜も嚥下にかかわります。歯列の外側に食物が落ちないように内側に押し返すはたらきがあり、また小唾液腺が分布しています。確認してほしいのはStenon管（耳下腺管）開口部です。耳下腺からの唾液分泌はここから出ます。耳下腺をもむと、Stenon管

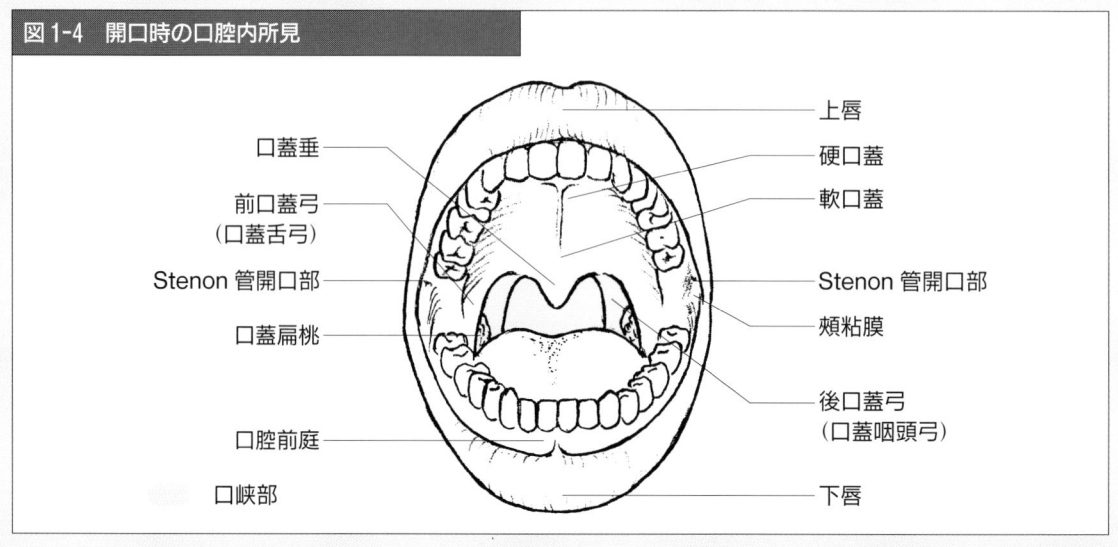

図1-4　開口時の口腔内所見

（ラベル：口蓋垂、前口蓋弓（口蓋舌弓）、Stenon管開口部、口蓋扁桃、口腔前庭、口峡部、上唇、硬口蓋、軟口蓋、Stenon管開口部、頬粘膜、後口蓋弓（口蓋咽頭弓）、下唇）

看護に必要な基礎知識　正常な嚥下

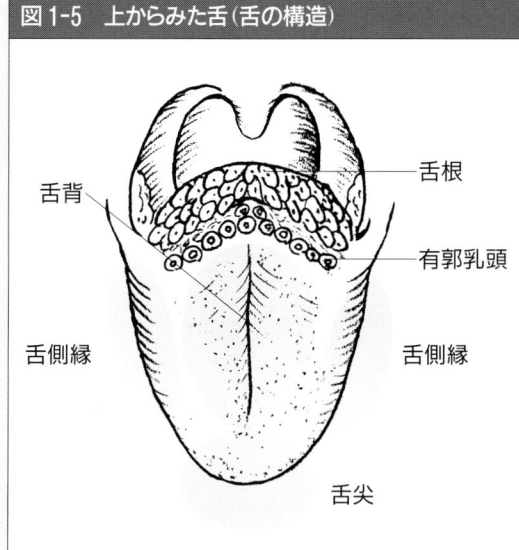

図1-5　上からみた舌（舌の構造）

舌背　舌根　有郭乳頭　舌側縁　舌側縁　舌尖

有郭乳頭よりも前方を舌可動部、後方を舌根とよびます。

開口部からの分泌を確認できます。

口腔前庭

口唇と歯列の間の間隙をいいます。特に下口唇麻痺があったり、頰粘膜の麻痺があると食物残渣がたまることがあります。

舌

まず、口を開けて口腔内をのぞきこむと舌の奥に隆起性の構造がいくつか確認できます（図1-5）。有郭乳頭です。この有郭乳頭よりも前方を舌可動部、後方は舌根とよびます。頭頸部癌取り扱い規約では、舌癌といえば舌可動部にできたものであり、舌根は中咽頭の前壁として扱われます。また、嚥下機能からみてもやはり舌根は中咽頭に分類される構造だと考えられます。

舌可動部もさらに舌尖、舌側縁、舌背の部位に分けられます（脚注3）。咀嚼するときにはまだ咀嚼されていない食物を歯列の間にうまくのせ、かきまぜて嚥下しやすい形態に調整します（食塊形成）。このときは舌根が上方へ盛り上がり、食物が咽頭に流れないように保持します（口腔保持）。そして、食塊をのどへ送るのも舌が前方から後方へむけて連続的に動き、硬口蓋とはさむようにして食塊を後方へ送ります。舌可動部の運動は舌下神経で、知覚は舌神経（味覚は鼓索神経由来の顔面神経味覚枝、一般感覚は三叉神経第3枝の舌神経）によります。

口腔底

今度は舌を少し挙上してみると、口腔底が観察できます（図1-6）。まず正中に舌小帯、その両脇にWharton管（顎下腺管）が開口していることがわかります。主に顎下腺から分泌される唾液が排出されます。体表から下顎骨内側に顎下腺を触知し、それを静かに圧

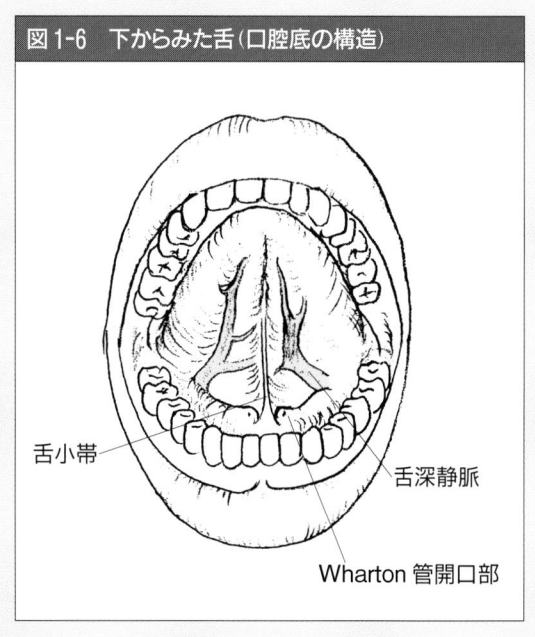

図1-6　下からみた舌（口腔底の構造）

舌小帯　舌深静脈　Wharton管開口部

脚注3） 舌可動部の分類：構音機能の表現では前方から舌尖、前舌面、中舌面、奥舌面と分けることもあります。Logemann[2]はtip、blade、front、center、backと5分しています。

嚥下障害ナーシング　**11**

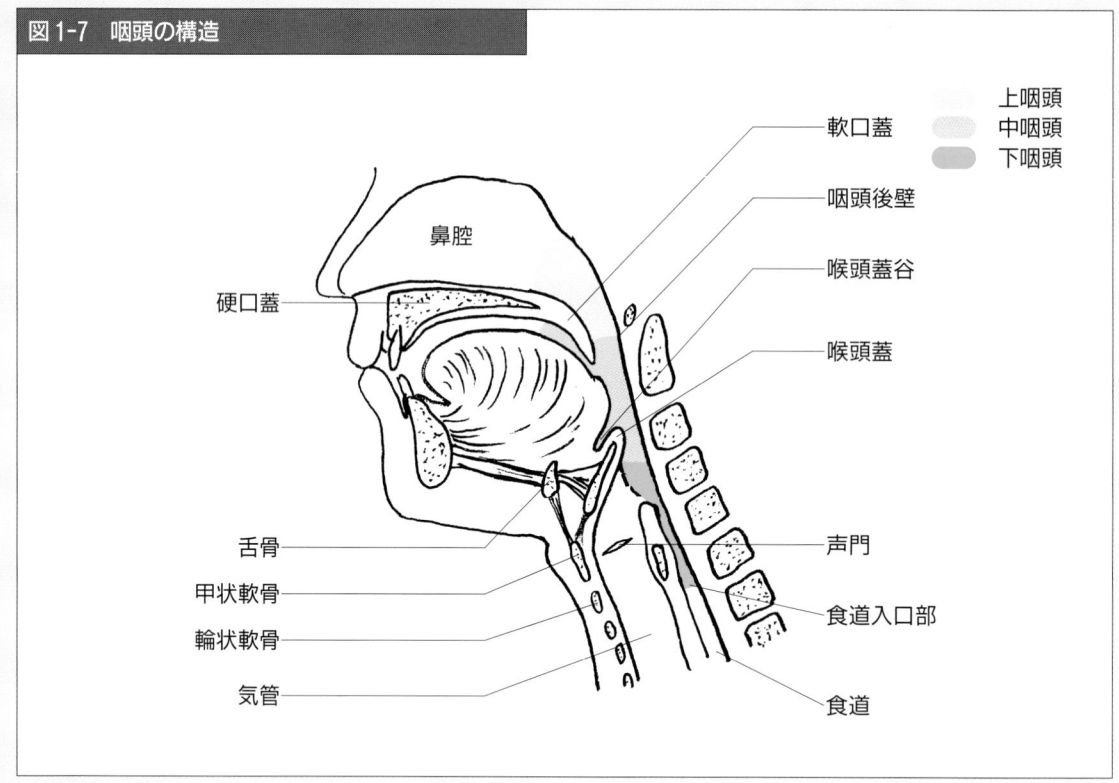

図1-7 咽頭の構造

迫するとWharton管開口部から唾液が分泌されるところが観察できます。嚥下障害患者ではここに食物残渣がたまってしまうことがあり、観察のポイントとなります。

硬口蓋

うわあご（口蓋）を指で押さえながら後方へずらしていくと上顎歯肉で囲まれた口蓋の前方は上顎骨で裏打ちされ、後方は骨性の固い裏打ちがなくなることがわかります。硬い部分が硬口蓋、軟らかい部分が軟口蓋です。硬口蓋は口腔になりますが、軟口蓋は中咽頭に分類されます。硬口蓋は咀嚼、嚥下時の舌運動を受け止める壁として重要な役割を果たします（舌口蓋閉鎖）。

軟口蓋（中咽頭上壁）

頭頸部癌取り扱い規約では、軟口蓋は中咽頭の上壁として分類されます（図1-7）。そ の正中に口蓋垂があり、上咽頭と中咽頭とを遮断する運動の主役です。そこは鼻呼吸をしているときには広く開大していますが、嚥下時にはそこを閉鎖しておかないと食物が鼻に逆流してしまいます。咀嚼しているときには鼻呼吸は可能ですが、食塊が後方へ送られてくると、中咽頭の入り口（口峡部）でそれを感知し、軟口蓋が挙上、後退する反射が起こり、鼻咽腔を閉鎖します（鼻咽腔閉鎖）。

口を大きくあけて「あー」と発声させると軟口蓋は真っ直ぐ挙上します。これが左あるいは右にかたよるとき、咽頭後壁が健側にひかれ、発声の終了とともに元に戻ります。これをカーテン徴候とよび、迷走神経、舌咽神経の麻痺を疑わせます。

口蓋扁桃・前口蓋弓・後口蓋弓（中咽頭側壁）

口蓋扁桃はワルダイエル咽頭輪の一部をな

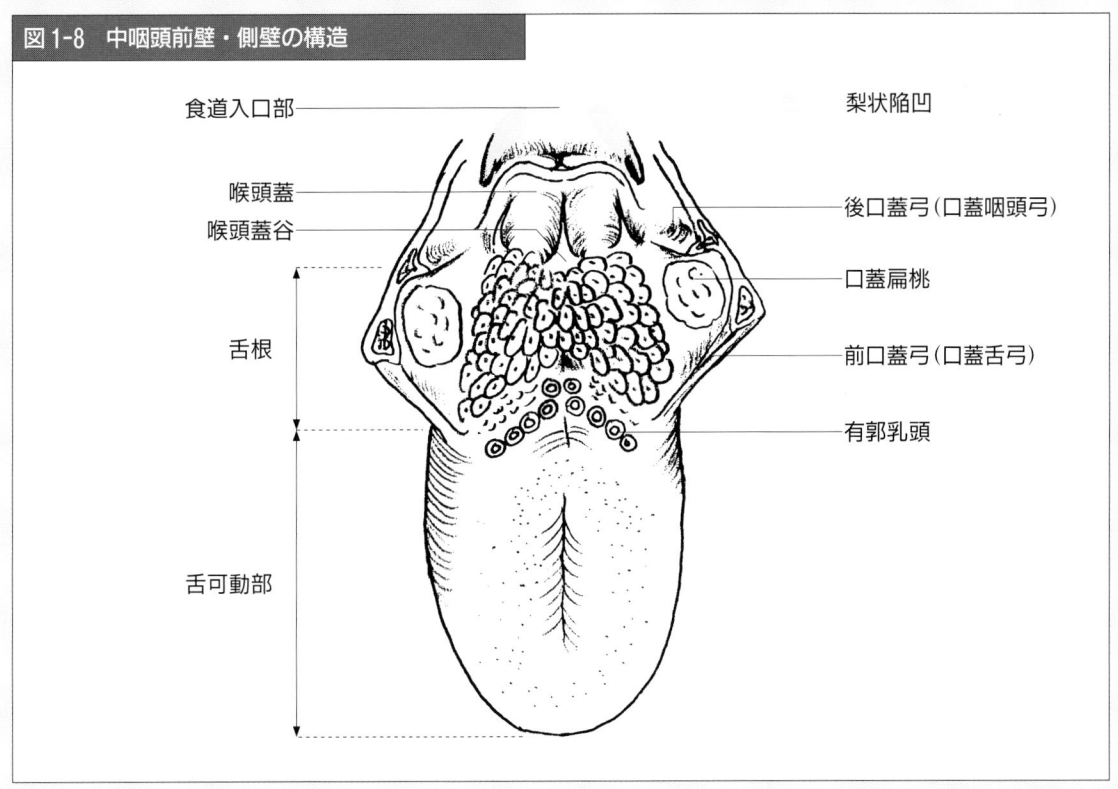

図1-8 中咽頭前壁・側壁の構造

すリンパ組織で、俗に「扁桃腺」というときはこれを指します。この口蓋扁桃をはさんで前方に前口蓋弓（口蓋舌弓）、後方に後口蓋弓（口蓋咽頭弓）とよばれるひだが見えます（図1-4、図1-8）。

前口蓋弓は中咽頭の入り口（口峡部）として重要な構造です。敏感な部分で、食物がここに触れると、咽頭全体が飲み込みの準備を始めます（咽頭期惹起）。

舌根（中咽頭前壁）

舌に連続し、有郭乳頭より後方、喉頭蓋谷までを舌根とよびます。文字通り舌の付け根であり安全な嚥下運動の土台ともいえる構造です（図1-8）。嚥下準備期には舌根が持ち上がって食塊が勝手に咽頭に流れてこないようにします。また、咀嚼したものを喉頭蓋谷に貯留させながら食べることもできますが、それをきちんと保持しています。舌根の粘膜は前述の口蓋弓や軟口蓋同様、嚥下反射のトリガーとしてもはたらきます。そして、上方から後方へと動き、咽頭後壁と接するように動きます。食塊を下方へ押し出すはたらきをするのです。

知覚は舌咽神経、迷走神経（上喉頭神経内枝）の支配を受け、運動は舌下神経によります。舌癌、中咽頭癌の手術において、舌根の温存の可否と程度が嚥下障害の点からは最も重視されます。

舌根は口を開けてもそのほんの一部しか見ることができません。この部分の観察は喉頭ファイバーか、間接喉頭鏡を用いる必要があります。最近は喉頭ファイバーもモニターにうつして観察することが多くなり、またビデオに所見を記録すること（videoendoscopy）も一般的になりましたので、そういったチャンスをとらえて観察してください。

中咽頭後壁

咽頭後壁を構成するのは咽頭収縮筋です。上方から上咽頭収縮筋、中咽頭収縮筋、下咽頭収縮筋です。嚥下時の咽頭は上方から順に調和をとりつつ、舌根や軟口蓋の運動とも調整しつつ蠕動様の運動をします。

2) 体表からわかる構造 (図1-9)

頸部を外表から見て、あるいは触れてわかる組織として舌骨、甲状軟骨、気管、下顎骨があります。他には、鎖骨、胸骨、乳様突起、椎骨などを把握してください。

甲状軟骨

喉頭のフレームとして発声、嚥下、呼吸に極めて重要な構造で、俗にいう「のどぼとけ」です。嚥下時に甲状軟骨が前上方へ移動します。これを喉頭挙上といいます。喉頭挙上を見るためには、甲状軟骨が「ごくん」の時に上昇するところを観察するか、甲状軟骨に指をあてて飲み込ませるとよくわかります。嚥下造影検査を見るとさらに詳細に運動を捉えることができます。

舌　骨

嚥下にきわめて重要な役割を果たしている骨です。喉頭（甲状軟骨）と連動して、嚥下時には前上方へ挙上し、飲み終わると元の高さに戻ります。外表から見ることはできませんが、甲状軟骨の上縁のすぐ上方にかたい組織を触知できます。U字型のこの骨が舌骨です。舌骨にはその上方の下顎骨・乳様突起・茎状突起と下方の甲状軟骨、さらに下方の胸骨、肩甲骨との間にいくつかの筋が付着します。これらをおおまかに、舌骨の上方を舌骨上筋群、下方を舌骨下筋群とよびます。

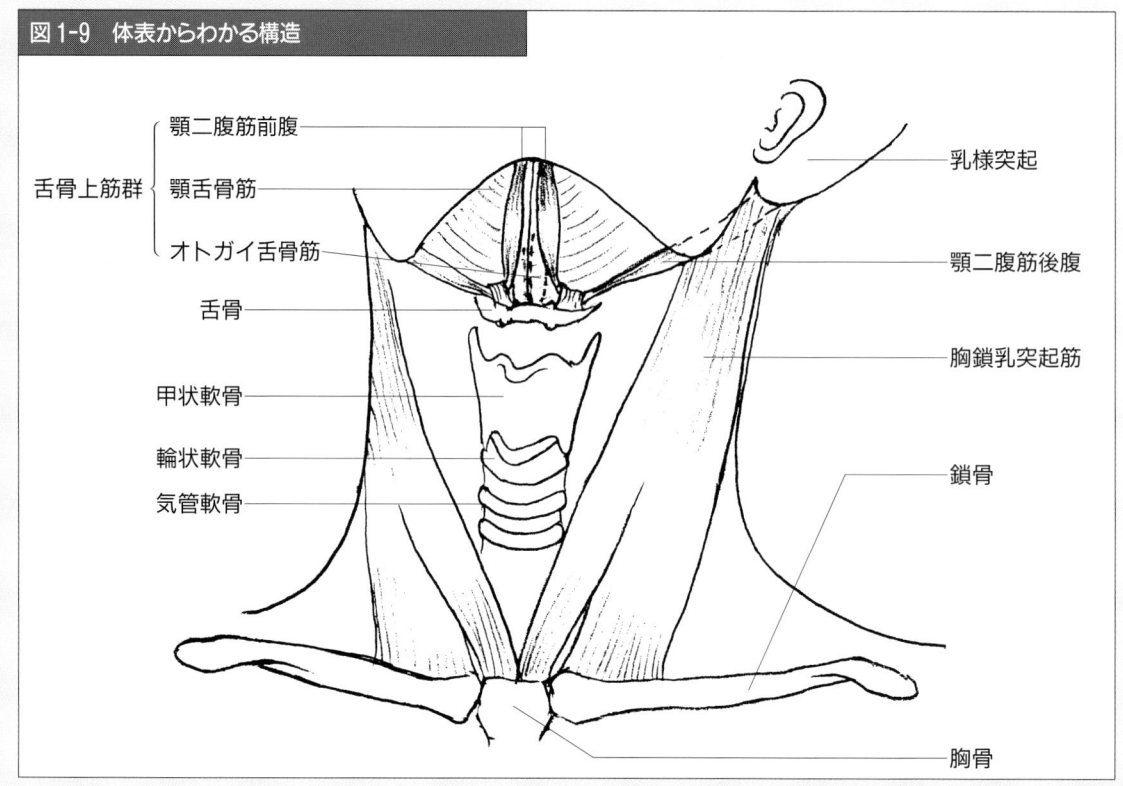

図1-9　体表からわかる構造

気管

甲状軟骨の下方、正中を胸部内へつながる管腔です。前方の3/4周は気管輪（気管軟骨）で守られ、つぶれにくくなっています。後方は膜様部を介して食道と接しています。気道確保の手段として気管切開術がありますが、気管切開は嚥下機能に大きな影響を与えます。

下顎骨

歯を食いしばることができないと、円滑に嚥下することがむずかしくなります。ためしに、口を開けたまま飲み込もうとしてみてください。

嚥下時に舌骨や喉頭が挙上することは前に述べました。舌骨を挙上するはたらきをする筋肉（舌骨上筋群）の代表は顎二腹筋前腹、顎舌骨筋などですが、いずれも舌骨と下顎骨をつないでいます。これが収縮するとき、下顎骨が固定されていれば舌骨が挙上し、舌骨が固定されていれば下顎骨が下制（口が開く）されるのです。

3）喉頭・下咽頭の構造

体表からは甲状軟骨を触れることができますが、この甲状軟骨に囲まれた構造を喉頭といいます。その役割は気道の入り口であり、気道を異物から防御するはたらきが第1です。第2に発声機能です。喉頭の構造を図1-10に示しました。下方は気管に連続し、後方は下咽頭を経て食道入口部へとつながります。

喉頭蓋はまず、食塊の侵入を感知します（上喉頭神経支配）。咽頭期惹起のトリガーとしてもはたらくわけです。反射が起きて喉頭が挙上するとき、喉頭蓋が倒れていき、喉頭前庭を閉鎖しようとします（喉頭閉鎖）。このとき、喉頭蓋の特徴ある形態が大きな意味をもち、食塊を左右に分けて交通整理の役割

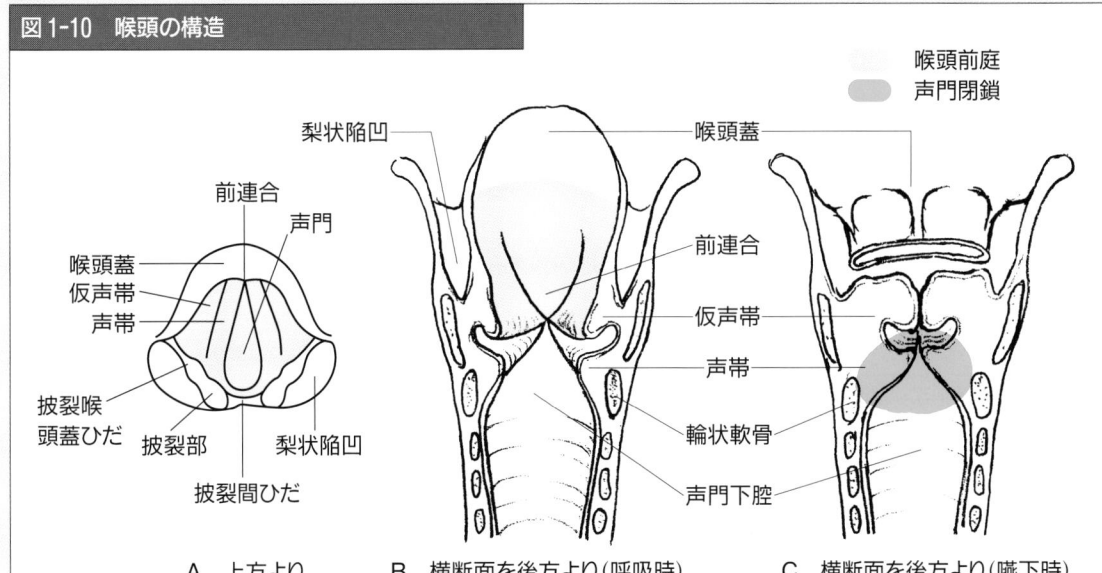

図1-10　喉頭の構造

A　上方より　　B　横断面を後方より（呼吸時）　　C　横断面を後方より（嚥下時）

呼吸時(B)と比較して嚥下時(C)では嚥下反射が起きて喉頭が挙上すると喉頭蓋が倒れ込み、披裂喉頭蓋ひだ・仮声帯が接近して喉頭前庭を閉鎖して声門下に食塊が入ることが防止されます。

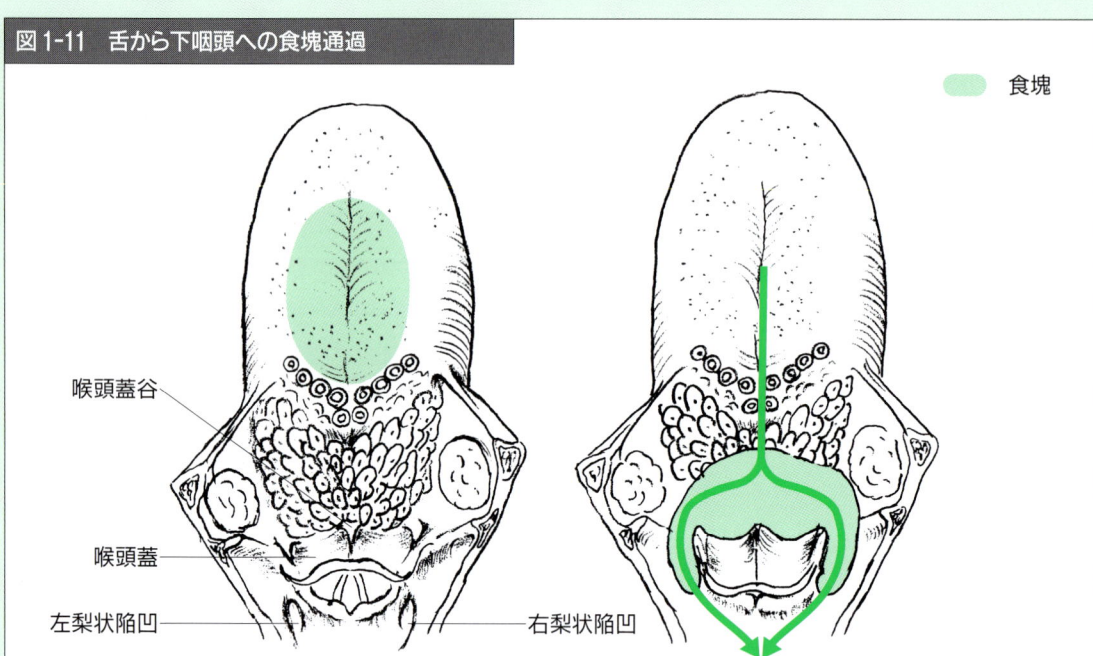

図1-11 舌から下咽頭への食塊通過

右図の矢印が食塊の通過を示します。食塊は口腔内から中咽頭へ搬送されるとき、喉頭蓋によって左右に分けられ、喉頭をよけて左右の梨状陥凹を経由し食道入口部へ向かいます。

を果たします。左右に分かれた食塊が落ちるところが下咽頭の梨状陥凹です。喉頭の両脇から食道の入り口までを左右に分かれて食塊が通ります（図1-11）。

4）食道の構造

嚥下障害に関して知っておきたいことは食道の入り口と出口にそれぞれ1か所の扉があり、逆流を防止していることです。入り口の括約部を upper esophageal sphincter（UES）、出口を lower esophageal sphincter（LES）とよびます。UESは食道入口部ともいい、この食道入口部の開きが悪いと嚥下ができません。ここを閉じるのは輪状咽頭筋で、輪状軟骨と食道をつなぐ筋です。この筋が弛緩し、さらに喉頭が前進して食道入口部が開きます。嚥下機能を補助するための手術に輪状咽頭筋切除術というものがありますが、それは輪状咽頭筋を切除してしまい、UESがゆるんだままにしておくことを目的としています。

嚥下障害と関連して注目される病態に、胃食道逆流があります。詳細は省きますが、強い酸性の胃液が胃から食道へ逆流することにより食道があれ、胸やけなどの症状が出るのですが、LESばかりかUESがゆるんでいると容易に胃液や食物が咽頭へ逆流し、誤嚥につながります。常に留意すべき症状です。

2　正常嚥下のしくみ

疾病を見るときの基本は正常を知ることです。正常嚥下のしくみを正しく理解しておき

人は鼻、あるいは口から空気を吸います。食物は口から摂ります。口腔・咽頭という洞穴の中ではその両者は混在可能で、食物摂取の道と呼吸の道は交叉しています。行儀は良くないですが、会話と咀嚼・嚥下を同時に行なうことができます。うどんを食べるとき、吸気によってうどんをすすりつつ、少しは噛んで、勢いよく飲み込みますが、気管にはうどんもつゆも入ることはありません。喉頭、咽頭のレベルで空気と食物は自動的によりわけられるのです。多数の知覚受容器が食物を感じ、多数の筋が協同で興奮し、あるいは抑制されつつ極めて円滑に連続した運動を作っています（嚥下反射）。

嚥下運動をわかりやすくするために3〜5つに区切って考えます。まず、食物がどこにあるかで3つに分ける考え方があります。食物は口から取り込まれ、飲み込みに適した形態に口腔内で調整され（食塊形成）、咽頭に送られます。咽頭に送られた食塊は蠕動様の運動によって食道に送られていきます。このとき、食塊が口腔内にある時期を口腔相といい、咽頭にあれば咽頭相、食道にあれば食道相とするのです。では相と相の境目はどこでしょうか。咽頭相の始まりは食塊の先端が咽頭に入るとき、すなわち口峡部（中咽頭の入り口）を通過したときから始まります。口腔相の終わりは食塊の後端が口峡部を通過した

ときです。つまり、2つの相は時間的には必ず重なりがあります。

嚥下の運動を食塊の位置ではなく、人の身体がどのように働いているかの観点から（生理学的に）分類するときには、口腔期、咽頭期、と「期」が用いられます。正常嚥下においては口腔期と口腔相はほぼ同じ意味となります(脚注4)。さらに食塊形成をする段階を口腔準備期とすることがあります。本書では準備期も含めて解説します(脚注5)。

図1-12に口腔・咽頭・頸部の正中矢状断を示しました。左図(A)は安静時、右図(B)は咽頭期嚥下における喉頭挙上時の状態を表わしています。また、図1-13として正常嚥下の状態を模式的に示しました。左図(A)は食塊の口腔保持の状態を、右図(B)は咽頭期嚥下における喉頭挙上時の状態を表わしています。さらに、図1-14として準備期・口腔期・咽頭期・食道期の各期において、組織がどのように機能して正常な嚥下が進行するのかを矢印で結んで表わしました。ここからの説明を理解するために、これらの図を利用して下さい。

1）嚥下運動

準 備 期

食物を口の中へ取り入れ口唇・歯で入り口を閉鎖します（口唇閉鎖）。そして舌、歯、頬粘膜を使って食物を唾液とまぜ咀嚼しま

脚注4） 相（phase）と期（stage）：進ら[3]はこの2つの用語を厳密に区別しています。食塊の動きに注目したとき「相」を用います。英語ではphaseです。口腔・咽頭の神経・筋のはたらきに注目したとき「期」、英語ではstageを用いるのです。嚥下障害患者では食塊の移動に対して神経筋活動が遅れる状態、すなわち、相に対して期が遅れている状態が生じています。

脚注5） 嚥下運動の区分法：Logemann[4]は食塊形成をする段階を口腔準備相として独立させて、4相に分けて解説しています。さらに口から食物を摂る観点からLeopold[5]は、嚥下の3期に先行期、準備期を加えて5期に区分します。脳血管障害後などの中枢性嚥下障害の治療にあたってはこの5期の区分も有用です。口腔準備期（相）を広義の口腔期の中に含む立場もあります。また、実際には食塊の移動と嚥下運動は円滑かつ連続的なものなので、3つの期にはある程度重なりがあります。特に口腔期と咽頭期は筋活動の観点からは分離しがたいこともあり、oropharyngeal swallowingと表現されることもあります。

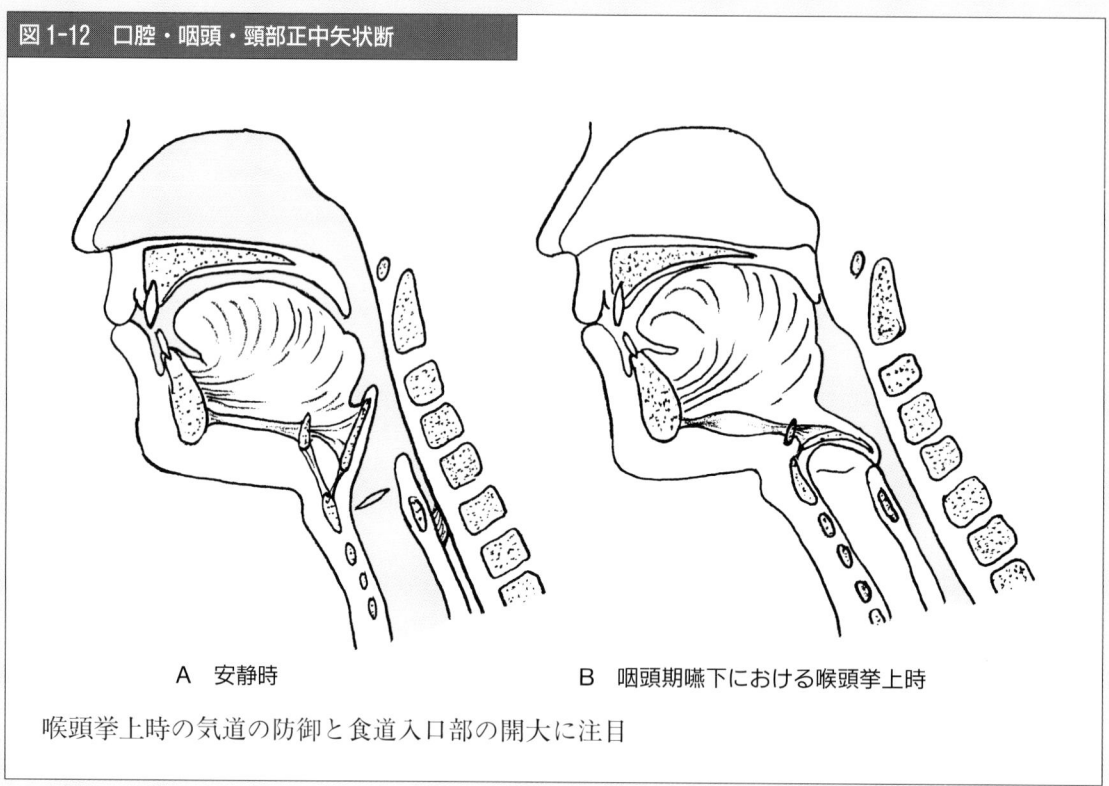

図1-12 口腔・咽頭・頸部正中矢状断

A　安静時　　　　B　咽頭期嚥下における喉頭挙上時

喉頭挙上時の気道の防御と食道入口部の開大に注目

す。咀嚼は歯があるだけではできません。舌で口内をかき混ぜる、食物がのどに流れないように舌根が持ち上がる（口腔保持）などの働きが重要です（図1-13 A）。こうして飲み込みに適した形態に加工されます（食塊形成）。

口腔期（嚥下第1期：随意期）

形成された食塊を咽頭に送り込む時期です。舌の運動が主体となり、舌と口蓋ではさまれるようにして食塊は後方へ移動し、口峡部に至ります。随意的な運動です。

咽頭期（嚥下第2期：反射期）

咽頭期は食塊の先端が口峡部を通過した時点から、食道入口部を通過するまでをいいます。時間にするとわずか0.3～0.5秒です。この咽頭期のわずかな時間の運動が円滑に進むかどうかに安全な嚥下の可否がかかっています。食べ物が咽頭を通過するときには自動的に気道は閉鎖され、呼吸も止まりますが、食物通過後は即座に呼吸は再開され、発声も可能となります。図1-12は口腔・咽頭・頸部の正中での矢状断を示します。舌、舌根から喉頭蓋、声帯、食道入口部の位置関係を再確認してください。最も重要なのは食道と気道の位置関係です。図を見るとわかるように、口腔、鼻腔、気管、食道はつながっています。空気の流れと食物の流れは咽頭、喉頭において交叉します。図左(A)は安静時（呼吸時）の位置関係を示します。喉頭は低い位置にあり、気道が広く開大しています。一方、食道入口部は喉頭と頸椎とにはさまれて、輪状咽頭筋という括約筋によって閉じられています。

図右(B)には嚥下時、咽頭期において喉頭挙上されたタイミングでの位置関係を示します。喉頭は前上方に挙上し、喉頭蓋が倒れて

看護に必要な基礎知識　正常な嚥下

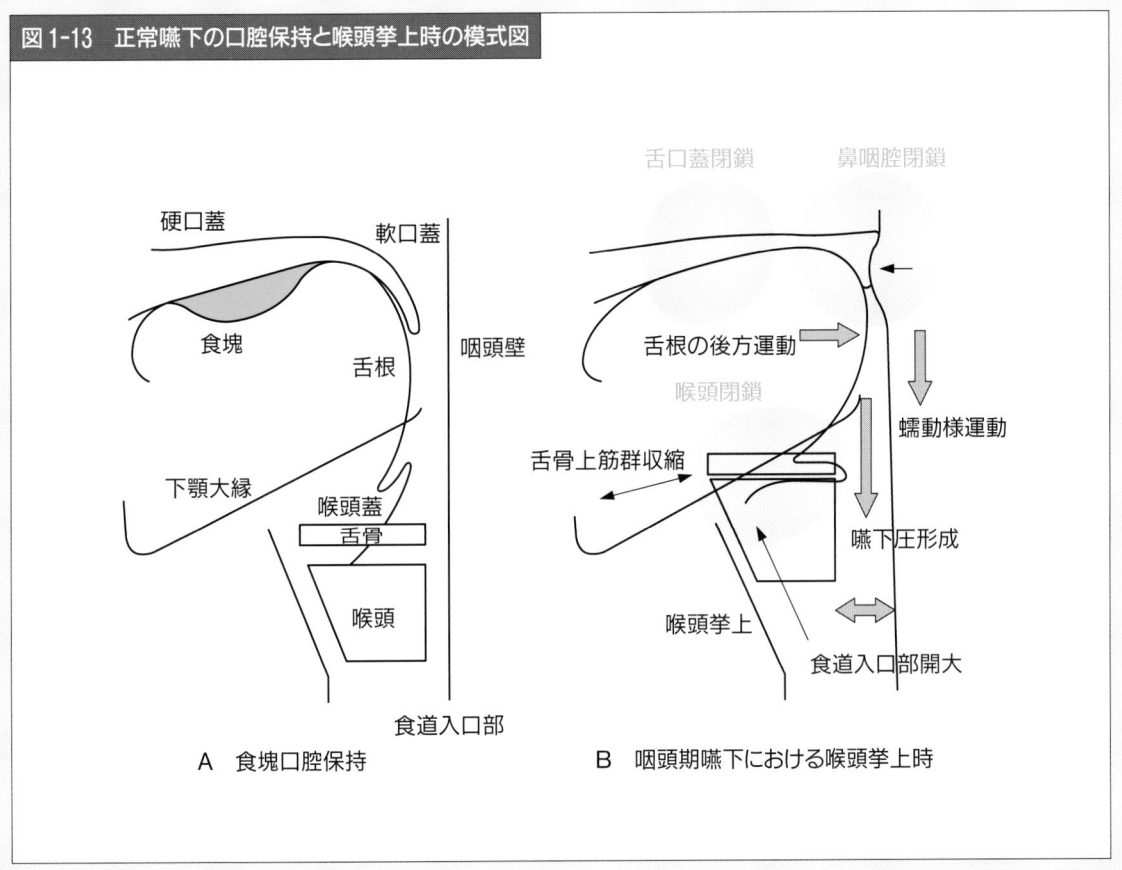

図1-13　正常嚥下の口腔保持と喉頭挙上時の模式図

A　食塊口腔保持
B　咽頭期嚥下における喉頭挙上時

喉頭を閉鎖しています（喉頭閉鎖）。喉頭の前方への移動により食道が広がりやすくなり、これにあわせて輪状咽頭筋がゆるんで食道入口部が開きます（食道入口部開大）。軟口蓋は挙上し、咽頭後壁が前進して接し、食塊が逆流しないように鼻咽腔は閉鎖しています（鼻咽腔閉鎖）。この図の形にうまく持っていくことが安全に嚥下するために重要です（図1-12 B、図1-13 B）。

この時期、仮声帯、声帯も閉鎖して（声門閉鎖）呼吸も止まります（嚥下性無呼吸）(脚注6)。食塊が咽頭を通過するあいだ、この状況を維持するのが理想的です。通過し終わったら喉頭は元の位置まで下降し、呼吸に適した配置になるのです。

この咽頭期において、口腔保持されていた食塊は舌根が後方へ運動することによって咽頭へ送り込まれるのですが、この後方運動によって嚥下圧が形成されます。咽頭上方から下方へ向けて蠕動様運動によって嚥下圧が伝播していきます（図1-13 B）。食塊は喉頭蓋によって左右に分けられ、左右の梨状陥凹を

脚注6）嚥下性無呼吸：嚥下性無呼吸とは、嚥下時に一時的に呼吸が抑制されて無呼吸となることをいいます。この嚥下性無呼吸の前後の呼吸型が、嚥下と呼吸の協調をみる上で重要です。現在、嚥下性無呼吸は呼気相で起こり、さらに呼気を後続する呼吸型が多いことが明らかにされています[7-10]。また、嚥下性無呼吸後に吸気が後続される呼吸型は、咽頭蓋谷、喉頭前庭あるいは梨状陥凹に残留した食物残渣を気管内に吸い込み、誤嚥しやすい型であるといえます。

図1-14 準備期・口腔期・咽頭期・食道期における嚥下のプロセス

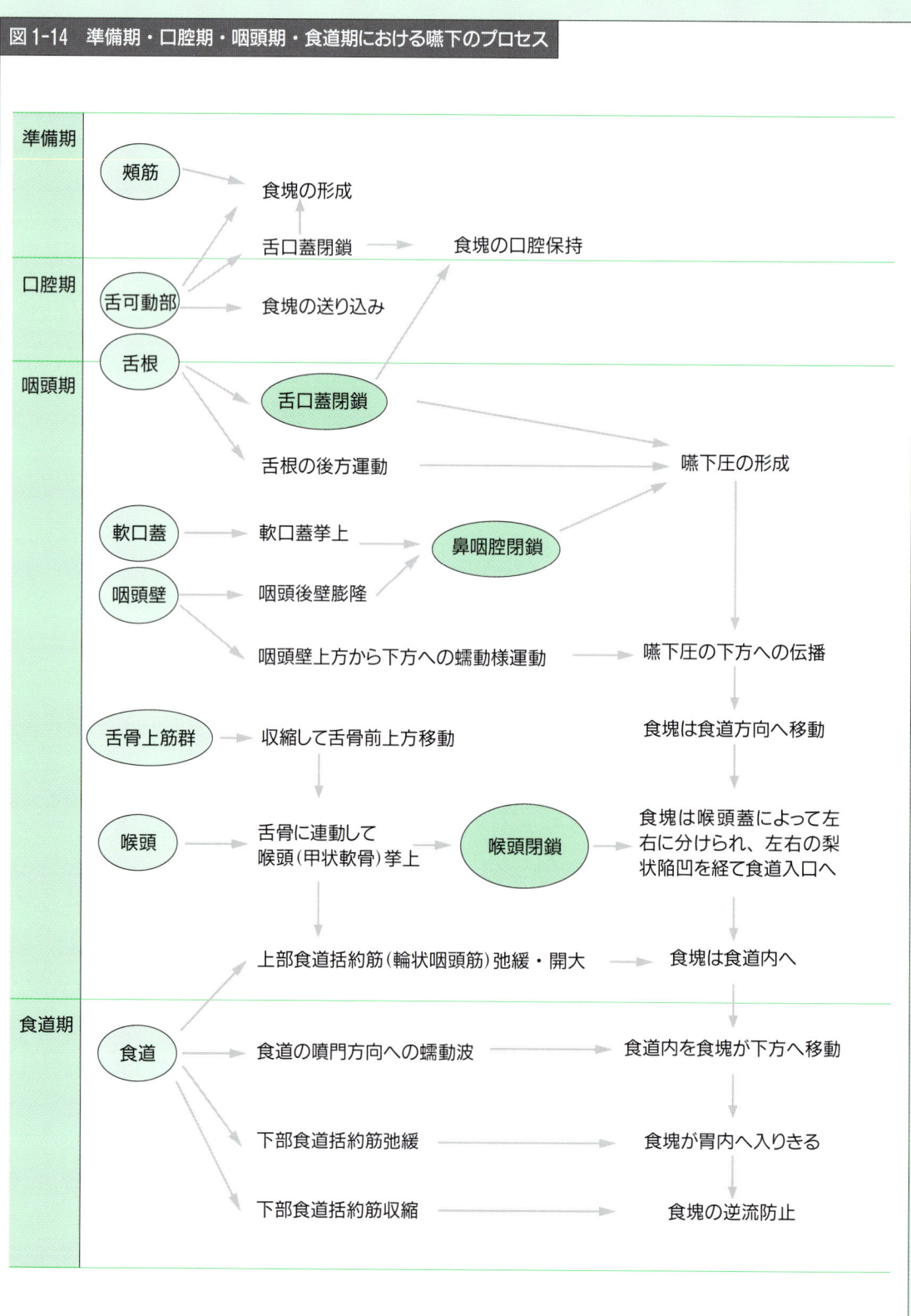

図1-15 嚥下反射が惹起される部位

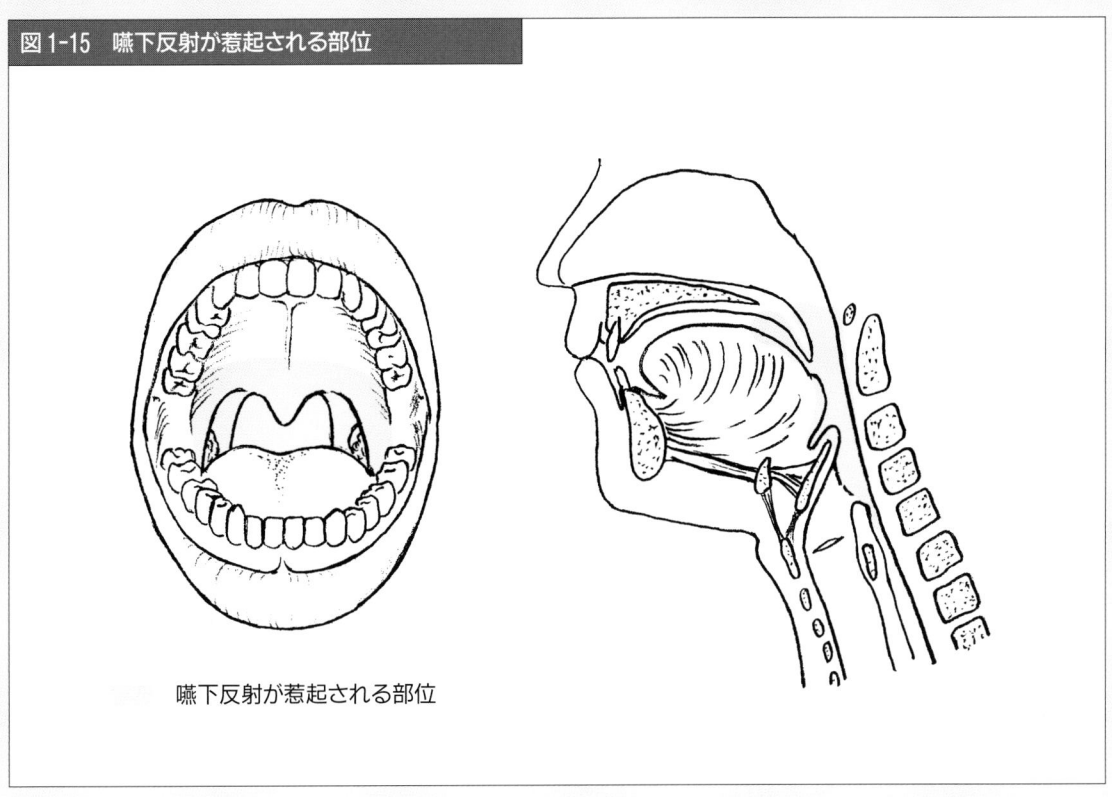

嚥下反射が惹起される部位

経て食道入口部へ到達します（図1-11）。

食道期（嚥下第3期：蠕動期）

食道に食塊が入ると蠕動と呼ばれる運動により順に下方の胃まで運ばれます。この蠕動運動により逆立ちしていても食塊は胃に届きます。

さて、ここまで嚥下運動を解説してきました。図1-14を使って準備期から食道期までの各期における嚥下のプロセスを確認しましょう。

2）嚥下運動形成のメカニズム

嚥下反射によって多数の筋群が協調し円滑に連続的に運動しますが、それはいつも決まった順序、決まったタイミングです。そのパターンを決定し命令している中枢を嚥下パターン形成器（central pattern generator：CPG)[10]といいます。嚥下反射は咽頭の粘膜から食塊の流入を感知することに始まり（舌咽神経、上喉頭神経あるいは三叉神経をとおして）延髄網様体の孤束核に入力されます。そこで統合された情報がCPGに伝わり、そこで嚥下運動のプログラムが決定されます。そして、その命令が疑核およびその周辺の運動核を介して遠心性神経（三叉神経、迷走神経、舌下神経など）によって嚥下関連筋に伝わるのです。この時、延髄より高位の中枢神経（大脳脚あるいは皮質延髄路など）はCPGに対して末梢知覚入力による嚥下の起こりやすさを調節していると考えられています。

第1章　看護に必要な基礎知識

嚥下障害

1　嚥下障害の診断に用いられる検査

1）嚥下造影
　　（VF検査：videofluorography）

　X線透視下で造影剤を嚥下し、その透視画像をビデオに記録する検査です。これによって、準備期、口腔期、咽頭期、食道期の食塊の動的な動きを客観的に評価することができるようになりました。嚥下障害の評価には不可欠な検査といえます。

2）喉頭ファイバー、ビデオ内視鏡
　　（videoendoscopy）

　喉頭ファイバーは、経鼻的に細いファイバーを中咽頭へ挿入して喉頭を観察する内視鏡検査です。さらに、モニターに接続することによって、術者以外の人も観察できます。また、ビデオに所見を記録すること（videoendoscopy）も一般的になりました。喉頭前庭への唾液の貯留、喉頭侵入、喉頭蓋谷・梨状陥凹への残留、声帯・仮声帯の動きなどを直接に観察できます。

3）その他の検査

　嚥下圧測定、舌骨上筋群の筋電図測定、嚥下性無呼吸時間の測定、電気声門図（EGG：electroglottography）、舌・舌骨の超音波検査などがあります。

2　嚥下障害の主な病態

　嚥下障害は、その原因疾患に従って器質的障害と機能的障害あるいは静的障害と動的障害に分類されたり[11]、脳神経の障害部位に従って核上性、核性、核下性障害の視点から捉えられています[12]。嚥下障害を改善するためには、障害された機能を明らかにすることが重要です。現在摂食・嚥下障害として、先行期、準備期、口腔期、咽頭期、食道期に分類されて障害を検討しています。

　先行期の障害は脳の障害部位によって四肢麻痺、感情失禁などの多彩な症状を示します。そのため、ここでは嚥下を中心として準備期・口腔期の問題、咽頭期の問題、食道期の問題の順に概説します。嚥下のプロセス（図1-14）を復習した上で、嚥下障害の主な病態（図1-16）を確認して下さい。嚥下の各期別に、機能の障害によってどの様な嚥下の問題にいたるのかを理解しましょう。

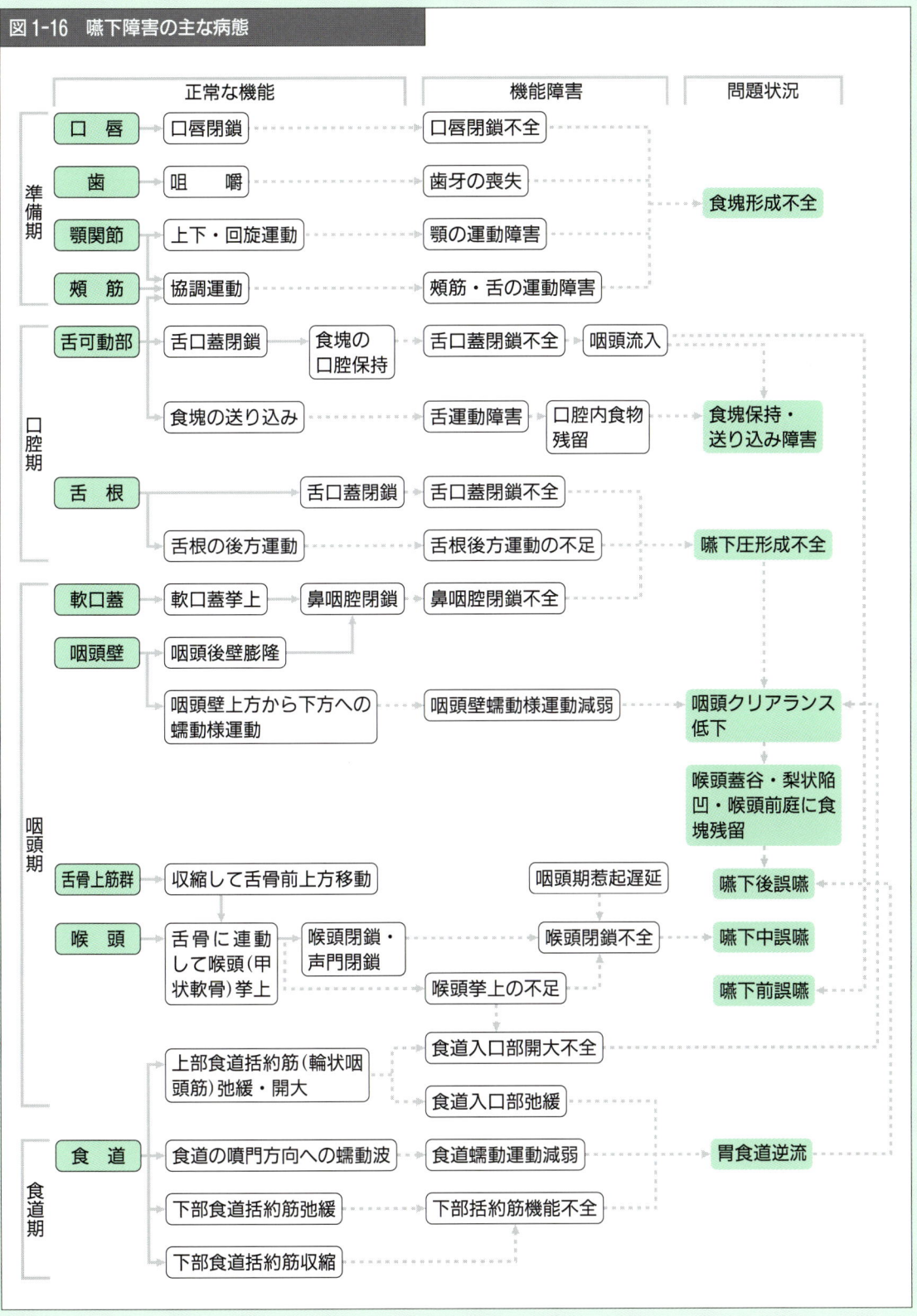

図1-16　嚥下障害の主な病態

1）準備期・口腔期の問題

準備期・口腔期では、頬筋、舌可動部などのはたらきによって、食塊の形成・口腔保持・送り込みが行なわれます。ここでは食塊形成と舌運動が問題となります。頬筋の運動麻痺、頬粘膜の知覚麻痺、舌可動部の運動麻痺などによって、食塊の形成不全、舌口蓋閉鎖不全、舌運動障害が起こります。舌口蓋閉鎖ができないと口腔内に食塊を保持することができずに、嚥下運動の前に咽頭流入がみられたり、舌の運動障害によって食塊が送り込まれず口腔内に残ります。咽頭流入は後述する嚥下前誤嚥の問題にもつながります。

2）咽頭期の問題

ここでは、嚥下圧形成の問題、咽頭クリアランス低下の問題、誤嚥の問題があげられます。舌による舌口蓋閉鎖や舌根の後方運動が不足したり、軟口蓋と咽頭壁による鼻咽腔閉鎖が不十分だと嚥下圧が低下します。次に、咽頭筋収縮による蠕動様運動が減弱すると嚥下圧の伝播に問題が起こります。これらの結果、咽頭クリアランスの低下が引き起こされ、喉頭蓋谷、喉頭前庭、梨状陥凹に食塊が残留します。この状態で、嚥下運動後に吸気が後続されると、誤嚥が引き起こされます。喉頭運動に関連した咽頭期惹起遅延、喉頭閉鎖不全、喉頭挙上の不足は誤嚥につながります。また喉頭運動に伴って上部食道括約筋（輪状咽頭筋）が弛緩して食道入口部が開大しますが、これが不十分だと咽頭クリアランスの低下につながります。

咽頭期において最も問題となるのは、声門を越えて気管に食塊が侵入する誤嚥です。誤嚥は咽頭期嚥下障害の結果であり、VF検査の所見における喉頭挙上と誤嚥との関係から、挙上期型誤嚥、下降期型誤嚥、混合型誤

図1-17　咽頭流入・嚥下前誤嚥

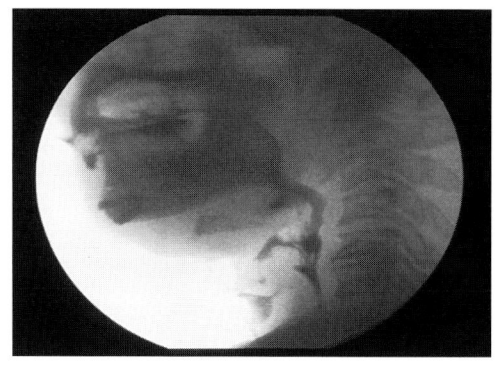 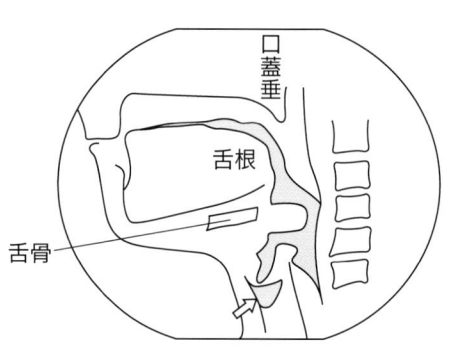

▨ 造影剤
⇒ 気管内に侵入した造影剤を示す

口腔保持ができないため、造影剤が咽頭へだらだらと流れています。咽頭期惹起も遅いために喉頭が挙上する前に造影剤が喉頭へ侵入し、さらに気管内に流入しています。

嚥、嚥下運動不全型誤嚥に分類されています[13]。また、これに前咽頭期型誤嚥を加えた分類もあります[14]。一方、Logemann[15]は嚥下前誤嚥、嚥下中誤嚥、嚥下後誤嚥に分類しています。これは実際、患者の食事の場面に立ち会って観察するとき、理解しやすい分類です。ここでは後者の分類に従います。

嚥下前誤嚥（図1-17）

嚥下反射が引き起こされる前に喉頭内に食塊が侵入し、さらに気管内に流れ込む現象です。これは、口腔期、特に舌の運動障害によって、口腔内に食塊を保持することができないことに加えて、咽頭期惹起の遅延や消失が原因です。舌による送り込みができないことから、ゼリーなど粘性の高い食塊は舌の上に残り咽頭方向へ流れ込むことはありませんが、それとは逆に、水分など粘性の低い食塊は、嚥下反射の準備ができる前に咽頭へ流れ込むこと（咽頭流入）によって誤嚥を生じます。この流れ込みは、舌によるコントロールができないために、舌よりも低い位置へ流れることによります。そのため、流れ込みの状態は顎の位置、体幹の角度によって影響を受けます。

嚥下中誤嚥（図1-18）

嚥下運動中に生じる誤嚥です。これは喉頭閉鎖が不十分であることから咽頭を通過する食塊の一部が喉頭内に侵入しさらに気管内に流れ込むことによって起こります。喉頭閉鎖が不十分（喉頭閉鎖不全）となる原因は、喉頭挙上の遅れ（咽頭期惹起遅延）、喉頭挙上の不足、声門閉鎖不全などがあります。粘性の高い食塊では嚥下中誤嚥を起こしにくいのですが、水分など粘性の低い食塊は喉頭閉鎖不全によって誤嚥が生じやすくなるのです。この流れ込みの状態は顎の位置、体幹の角度

図1-18　嚥下中誤嚥（挙上期型誤嚥）

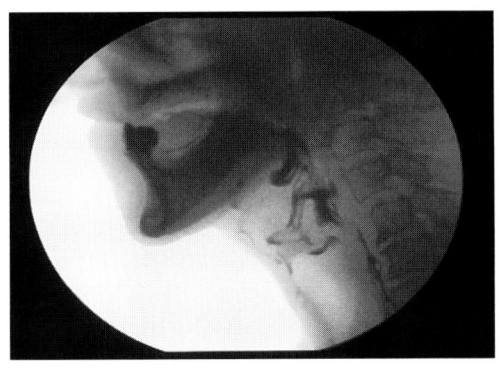
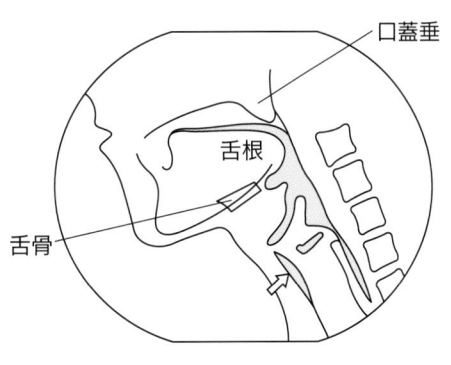

■ 造影剤
⇨ 気管内に侵入した造影剤を示す

喉頭挙上が遅れる場合、あるいは挙上が不十分なとき、十分な喉頭閉鎖が得られないために誤嚥を起こします。図では舌骨・喉頭は挙上していますが、すでに造影剤は喉頭前庭から声門下まで侵入していることが見てとれます。

図1-19　嚥下後誤嚥（下降期型誤嚥）

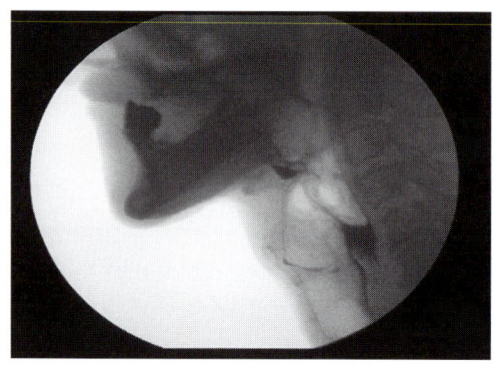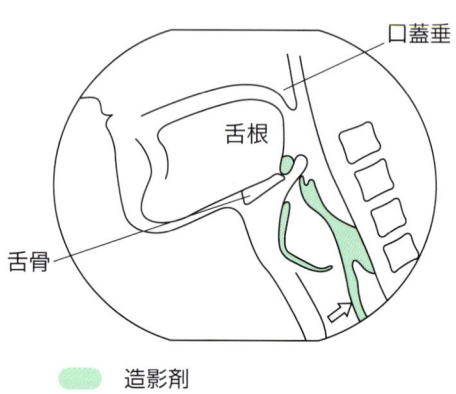

- 口蓋垂
- 舌根
- 舌骨

■ 造影剤
⇨ 気管内に侵入した造影剤を示す

咽頭クリアランスが悪く、咽頭から食道へ送り込めず、一連の嚥下動作終了後、梨状陥凹に貯留した造影剤が声門を越えて気管に流入します。

図1-20　咽頭クリアランス低下

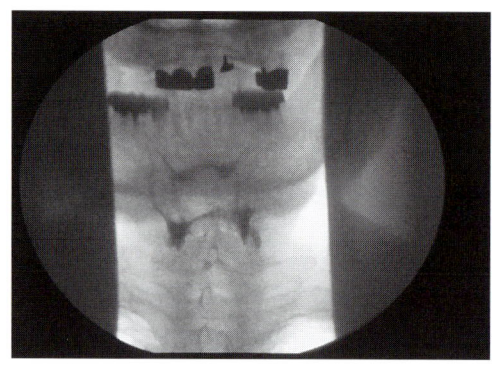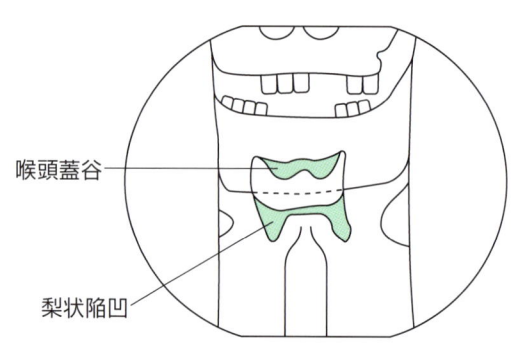

- 喉頭蓋谷
- 梨状陥凹

正面像を示す。喉頭蓋谷、梨状陥凹に造影剤が残留していることがわかります。正面像では左右差の有無も確認できます。

図1-21 鼻咽腔閉鎖不全

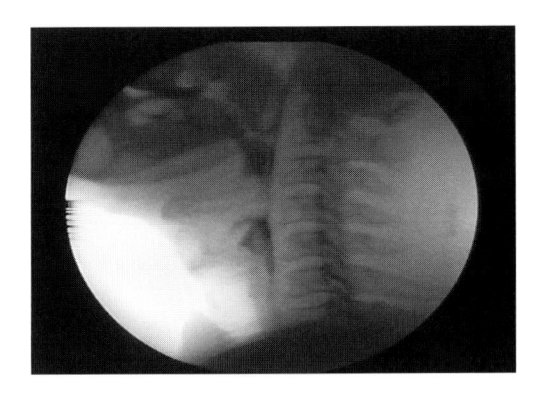

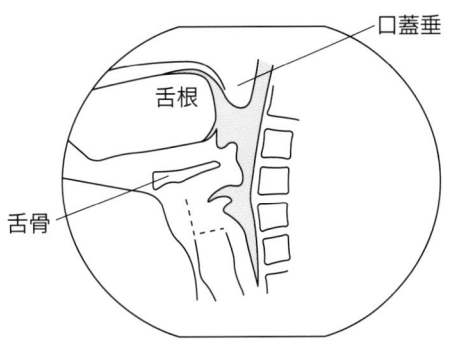

（口蓋垂、舌根、舌骨）

鼻咽腔閉鎖不全のため造影剤が上咽頭から鼻腔内へ逆流しています。舌根の後方運動も不足しているため嚥下圧があがらず、咽頭クリアランスも低下しています。

によって影響を受けます。

嚥下後誤嚥（図1-19）

嚥下運動終了後に生じる誤嚥です。この誤嚥は、咽頭クリアランスの低下および嚥下運動後の呼吸型が関与しています。咽頭クリアランスとは咽頭から食道への送り込み能力をいいます。何らかの原因によって咽頭クリアランスが低下すると（図1-20）、嚥下運動終了後も食塊の一部が残渣として喉頭蓋谷、喉頭前庭および左右の梨状陥凹に残ります。また嚥下運動の間は声門が閉鎖されて嚥下性無呼吸の状態となりますが、嚥下運動後に吸気が後続されると、残渣を引き込んで誤嚥を起こします。

咽頭クリアランスが低下する原因には、嚥下圧の低下、咽頭壁蠕動様運動減弱、不十分な喉頭挙上による輪状咽頭筋の弛緩不全、頸椎の変形による通過障害などがあげられます。さらに、嚥下圧が低下する原因には、舌口蓋閉鎖不全、舌根の後方運動の不足、鼻咽腔閉鎖不全（図1-21）が考えられます。

3）食道期の問題

ここでは、食道蠕動運動低下の問題、食道上下括約筋の問題があげられます。これらに問題があると胃食道逆流がみられます。

文 献

1) 北米看護診断協会, 日本看護診断学会(監訳): NANDA 看護診断定義と分類 2001-2002. 医学書院, 2001.
2) Logemann, J.A.: Evaluation and treatment of swallowing disorders. 2nd, 15-16, PRO-ED, Texas, 1998.
3) 進武幹: 嚥下の神経機序とその異常. 耳鼻と臨床, 40, 239-422, 1994.
4) Logemann, J.A.: Evaluation and treatment of swallowing. 2nd, pp. 23-35, PRO-ED, Texas, 1998.
5) Leopold, N.A., Kagel, M.C.: Swallowing, ingestion and dysphagia; A reappraisal. Archives of Physical Medicine and Rehabilitation, 64, 371-373, 1983.
6) Smith, J, Wolkove, N., Colacone, A., et al.: Coordination of eating, drinking and breathing in adult. Chest, 96, 578-582, 1989.
7) Shaker, R., Li, Q., Ren, J., et al.: Coordination of deglutition and phases of respiration: Effect of aging, tachypnea, bolus volume, and chronic obstructive pulmonary disease. American Journal of Physiology, 263, G750-G755, 1992.
8) Preiksaitis, H.G., Mayrand, S., Robins, K., et al.: Coordination of respiration and swallowing: Effect of bolus volume in normal adults. American Journal of Physiology, 263, R624-R630, 1992.
9) 鎌倉やよい, 杉本助男, 深田順子: 加齢に伴う嚥下時の呼吸の変化. 日本摂食・嚥下リハビリテーション学会雑誌, 2(1), 13-22, 1998.
10) Umezaki, T., Matsuse, T., Shin, T.: Medullary swallowiong-related neurons in the anesthetized cat. Neuro Report, 9, 1793-1798, 1998.
11) 藤島一郎: 脳卒中の摂食・嚥下障害. 第1版, p. 2, 医歯薬出版, 1993.
12) 平山惠造: 神経症候学. 文光堂, 1971.
13) 平野実, 進武幹, 吉田義一ほか: 誤嚥の臨床的分類とその意義. 日本気管食道科学会報, 31(4), 285-290, 1980.
14) 才藤栄一, 千野直一, 矢守茂: 嚥下障害のリハビリテーション. 理学療法, 2(3), 181-189, 1985.
15) Logemann, J.A.: Evaluation and treatment of swallowing disorders. 2nd, p. 77, PRO-ED, Texas, 1998.

第2章

嚥下機能へ影響する要因

　本書は、嚥下障害をアセスメントして適切な嚥下訓練を選択できるようになることを目指しています。看護師が専門職として役割を果たすためには、正常な嚥下がわかり、病態から嚥下状態を予測した上で患者から主観的情報を収集することができ、さらに、患者の身体を見て触れて聴いて客観的情報を収集することができなければなりません。その上にたってはじめて、嚥下障害のアセスメントが可能となります。個々の嚥下障害患者への嚥下訓練の適用は、看護師が単独で判断することよりも、専門職チームの検討の結果判断されることが望ましいのですが、まだまだそうした体制は整備されていないのが多くの現状です。いずれにしても、患者の自律と自立を目指して、生活に嚥下訓練を定着させるためには、看護師自身が嚥下訓練の目的、適応と効果を理解する必要があります。

　本章では、嚥下障害を引き起こす原疾患がどのように嚥下機能に影響するのかを理解してください。成人・老人領域における嚥下機能へ影響する要因として、脳血管障害、口腔・咽頭癌手術、加齢、気管切開を取り上げて解説します。

第1項　脳血管障害による嚥下機能への影響
1. 病態による影響
2. 意識レベル低下による影響
3. 発症からの病状経過による影響

第2項　口腔・咽頭癌手術による嚥下機能への影響
1. 口腔・咽頭癌による嚥下障害の概要
2. 口腔・咽頭癌の手術後の嚥下障害の特徴
3. 病態を理解するために必要な口腔・咽頭癌手術の基礎知識
4. 術後嚥下障害の病態を理解する

第3項　加齢による嚥下機能への影響
1. 高齢者における嚥下の問題
2. 準備期・口腔期への影響
3. 咽頭期への影響
4. 生活による影響

第4項　気管切開による嚥下機能への影響
1. 利点
2. 欠点
3. カニューレの選択

第2章 嚥下機能へ影響する要因

脳血管障害による嚥下機能への影響

1 病態による影響

　脳血管障害に伴う嚥下障害は、脳神経系の障害部位により核性、核上性の障害に代表されます[1]。核上性の障害は、延髄脳神経核の上位ニューロンが障害されるものであり、一側性の障害と両側性の障害があります。核性障害、一側性核上性障害、両側性核上性障害などの病態は嚥下反射の獲得の成否にかかわることであり、それを把握することは嚥下訓練の方針を決める上で重要です。慢性期まで嚥下障害が続く症例は核性障害か両側性核上性障害ですが、意識レベルの低下を伴う脳血管障害の急性期には、嚥下障害が高率に発生します[2,3]。これらを模式的に表わしたのが図2-1です。ただし、実際の患者は多彩な症状を示します。以下に各障害を説明していきますが、病態を念頭に置いて実際に患者を観察して確認してください。

1）核性障害

　核性の障害は、延髄の脳神経核が障害されることにより下部脳神経領域が麻痺するもので、球麻痺に代表されます。嚥下反射、咳嗽反射の減退がみられることから、慢性的な嚥下障害となります。

2）一側性核上性障害

　一側性障害は初めて脳血管障害を発症した患者にみられます。意識レベル低下を伴う急性期には嚥下障害が出現しますが、健側が患側の機能を代償する働きがあり、嚥下反射も残っていることから、嚥下障害の予後は良いとされています。ただし、いったんは代償によって嚥下機能に問題がない状態に回復したとしても、その後、加齢によって嚥下機能に問題が生じることもあることを忘れてはなりません。

3）両側性核上性障害

　両側性障害は仮性球麻痺であり、2回以上脳出血を発症した患者、多発性脳梗塞の患者にみられ、嚥下障害が生じます。しかし、脳神経核自体の障害はないため、嚥下反射が残っていることが期待できます。障害は大脳半球運動領、大脳基底核部、橋・小脳のいずれの部位にも生じます。その症状は部位によって変化し、嚥下障害のみならず四肢麻痺、感情・知能障害などを伴います。仮性球麻痺との診断であっても、その障害部位によって呈する症状は異なることから、これらを先行期・準備期の問題として捉えることが必要です。

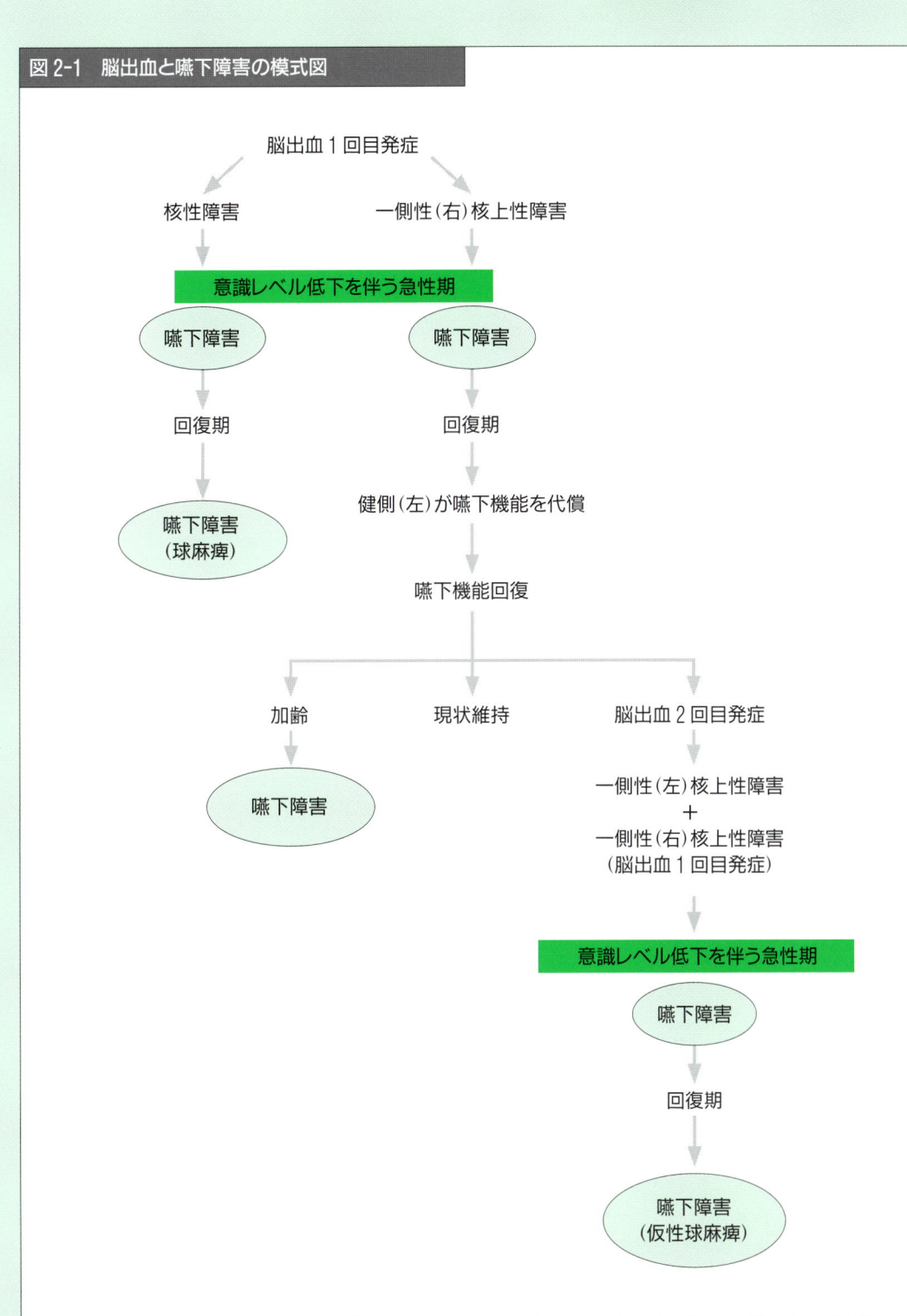

図 2-1　脳出血と嚥下障害の模式図

```
                    脳出血1回目発症
                   ↙           ↘
            核性障害         一側性(右)核上性障害
               ↓                  ↓
          [意識レベル低下を伴う急性期]
               ↓                  ↓
            嚥下障害            嚥下障害
               ↓                  ↓
             回復期              回復期
               ↓                  ↓
            嚥下障害         健側(左)が嚥下機能を代償
            (球麻痺)              ↓
                             嚥下機能回復
                    ↙         ↓         ↘
                  加齢      現状維持    脳出血2回目発症
                   ↓                       ↓
                 嚥下障害              一側性(左)核上性障害
                                           ＋
                                      一側性(右)核上性障害
                                       (脳出血1回目発症)
                                           ↓
                                  [意識レベル低下を伴う急性期]
                                           ↓
                                         嚥下障害
                                           ↓
                                         回復期
                                           ↓
                                        嚥下障害
                                        (仮性球麻痺)
```

多発性脳梗塞の場合、1回の発症で、ここで示す1回目と2回目の一側性核上性障害が左右同時に生じることもあります。

2　意識レベル低下による影響

　脳血管障害では意識レベルが重要な情報になります。脳血管障害の急性期には意識レベルが低下することが多く、それが嚥下機能にも影響します。意識レベルを判定するために国際的に使用されているスケールがGlasgow coma scale（GCS）です（表2-1）。国内で幅広く使用されているスケールとしてはJapan coma scale（JCS）があります。いずれのスケールも患者に与えた刺激に対する反応によって判定されますが、GCSは開眼・言語・運動の3つの機能から評価する方法であり、JCSは運動機能から評価する方法です。意識レベルが低下することによって、嚥下機能はどのような影響を受けるのでしょうか。JCSによる意識レベルと、嚥下機能との関係を表2-2に示しました。意識レベルⅠでは準備期・口腔期・咽頭期とも障害はありません。意識レベルⅡでは随意運動を必要とする準備期・口腔期が障害されますが、反射によって支配される咽頭期は障害されません。意識レベルⅢでは口腔期・咽頭期とも障害されます。嚥下障害を観察するときに嚥下反射があるかどうかは重要です。しかし、意

表2-1　Glasgow Coma Scale（GCS）
（観察項目および評価法）

観察項目	反応	スコア
開眼（E）	自発的に開眼する	4
	呼びかけにより開眼する	3
	痛み刺激により開眼する	2
	まったく開眼しない	1
言語機能（V）	見当識あり	5
	混乱した会話	4
	混乱したことば	3
	理解不明の音声	2
	まったくなし	1
運動機能（M）	命令に従う	6
	疼痛部へ	5
	逃避する	4
	異常屈曲	3
	伸展する	2
	まったくなし	1

3つの項目のスコアの合計を求め、重症度の評価尺度とする。
もっとも重症：3点、もっとも軽症：15点

表2-2　Japan Coma Scale（JCS）と嚥下機能

覚醒の有無	意識レベル		刺激に対する反応	嚥下機能	
				準備期・口腔期	咽頭期
覚醒している	Ⅰ	1	だいたい意識清明だが、今ひとつはっきりしない	可能	可能
		2	時・人・場所がわからない		
		3	名前、生年月日が言えない		
刺激を加えると覚醒する	Ⅱ	10	普通の呼びかけで容易に開眼する	障害	可能
		20	大きな声または体をゆさぶることにより開眼する		
		30	痛み刺激を加えつつ呼びかけを繰り返すと辛うじて開眼する		
刺激を加えても覚醒しない	Ⅲ	100	痛み刺激に払いのける動作をする	障害	障害
		200	痛み刺激に手足を少し動かしたり、顔をしかめる		
		300	痛み刺激にまったく反応しない		

識レベルが100を超えるようであれば嚥下反射が消失するので、障害に伴う嚥下反射の状態を確認することができません。

3　発症からの病状経過による影響

　脳血管障害を発症した患者に対して、急性期は脳浮腫に対して脳圧を下げるための治療が行なわれ、循環器系、呼吸器系、意識レベルなど全身状態の管理が優先されます。しかし、意識レベルの低下を伴う脳血管障害の急性期には嚥下障害が高率に発生すると報告されているように[2,3]、嚥下反射が消失している時期には、何の症状もなく唾液が気管内へ流入してしまいます（不顕性誤嚥）。その結果、呼吸状態を悪化させ、気管切開による気道確保を受けることにもつながります。

　急性期においては、患者の全身状態を管理する視点からも、嚥下障害を前提にして誤嚥を予防することが重要です。そのためには、この時期は、気道を確保しながら不顕性誤嚥を予防するために、唾液が口外に流れ出るような体位をとることによって、呼吸状態を安定させます。発症後の経過の中で全身状態が安定し、意識レベルの回復に伴って嚥下反射も回復してきます。このように発症後の全身状態が推移するなかで、意識レベル、嚥下反射の回復が嚥下状態に関係します。

　意識レベルがJCS Ⅰとなった回復期において、患者の身体的条件が許せばVF検査（videofluorography）を受けることもできます。慢性期まで嚥下障害が続く患者は球麻痺か仮性球麻痺ですが、急性期から回復期を経て慢性期に至る病状の経過のなかで、嚥下障害をとらえる必要があります。

第2章 嚥下機能へ影響する要因

口腔・咽頭癌手術による嚥下機能への影響

1　口腔・咽頭癌による嚥下障害の概要

　嚥下障害をきたす病態の1つに口腔・咽頭癌による影響があります。それは原因によって、腫瘍の存在による障害と、腫瘍の治療（手術や放射線治療）による障害とに分けられます。

1）疾病による障害

　腫瘍の部位によって多彩な嚥下障害が現われます。その障害への対策はまず第1に腫瘍の治療です。下記のような病態が考えられますが、治療前にすでに嚥下障害をみとめる場合、治療によってどの点が改善し、どの点は改善不可能なのかを把握して治療後の機能の予測をします。

口腔・咽頭の癌性疼痛
　嚥下時の痛み（舌・咽頭）、頸部の運動時痛は嚥下障害の原因となります。

口腔内腫瘍による舌運動障害
　口腔内の腫瘍によって、あるいは深部浸潤による舌下神経麻痺によって舌の運動が阻害され、口腔保持、咽頭へ送り込む力が低下します。咀嚼機能も低下します。

腫瘍の増大による通過障害
　さらに腫瘍が増大し、口腔咽頭内に充満することもあります。この時期の最優先課題は気道確保です。

神経の麻痺などによる障害（頸部の転移リンパ節の浸潤、脳転移など）
　頸部には嚥下運動に重要な脳神経が多く走行しています（三叉神経、舌咽神経、迷走神経、舌下神経など）。上内深頸リンパ節の腫大は舌下神経や迷走神経へ浸潤し、麻痺を起こすことがあります。また、頭蓋内転移によって中枢性嚥下障害として現われることもあります。

2）治療による障害

手　術
　切除による嚥下に関連する器官や組織の破壊が最大の原因です。また、再建手術の内容によっても差が出ます。詳しくは、項を改めて述べていきます。

放射線治療
　放射線治療は嚥下障害の増悪因子です[6]。唾液分泌不全は食塊形成を妨げ、搬送能力を落とし、さらに、舌根後方運動の減弱、喉頭挙上制限、知覚の麻痺による咽頭期惹起遅延をきたします。重篤な場合、照射後の舌下神経麻痺などがみられることもあります。

2　口腔・咽頭癌の手術後の嚥下障害の特徴

　術後嚥下障害の主たる原因は切除による嚥下に関連した構造の喪失です。さらに再建術後には著しい構造と機能の変化があるために、嚥下障害の病態を複雑にします。しかし、切除・再建は予定されたものなので障害をある程度予測できます。

　また、患者側の要因としては、加齢の影響を無視できません。手術侵襲が加わることによって潜在的な機能低下が顕在化します[7]。しかし、脳血管障害などと異なり意識レベルは正常であり、ほとんどの場合、体幹機能などにも問題がありません。

3　病態を理解するために必要な口腔・咽頭癌手術の基礎知識

　嚥下運動は口腔・咽頭・頸部の多くの器官が共同しています。手術によって起こる障害の内容は、切除によって失われた部位によって決まります。したがって、その病態をつかむ第一歩はどこが切除され、何が温存されているか、さらにどの様に再建されたかを把握することです。

　介助やリハビリテーションにたずさわるうえで、変化した構造を知らずに機能訓練をするのでは無駄が増えてしまいます。ある構造を喪失したことによる障害ならば、それを他の構造で代償させることを目指すべきです。

図2-2　舌癌の切除範囲

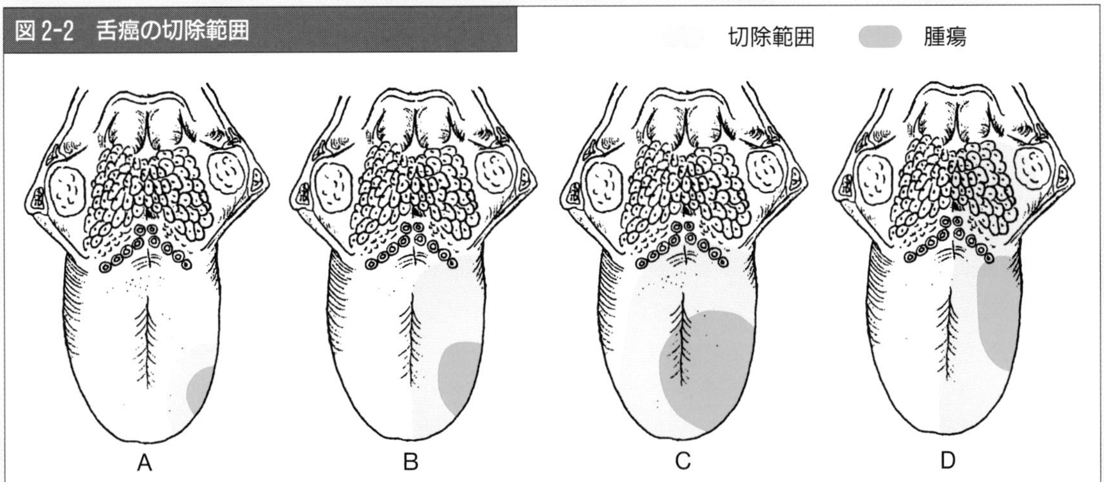

A　舌部分切除術：舌可動部の半側に満たない切除
B　舌可動部半側切除術：舌可動部のみの半側切除
C　舌可動部(亜)全摘出術：舌可動部の半側を超えた(亜全摘)、あるいは全部の切除
D　舌半側切除術：舌根部を含めた半側切除

舌(亜)全摘出術：舌根部をも含め半側以上の切除(亜全摘)、あるいは全部の切除
(図2-3 E)

図 2-3　舌亜全摘出術

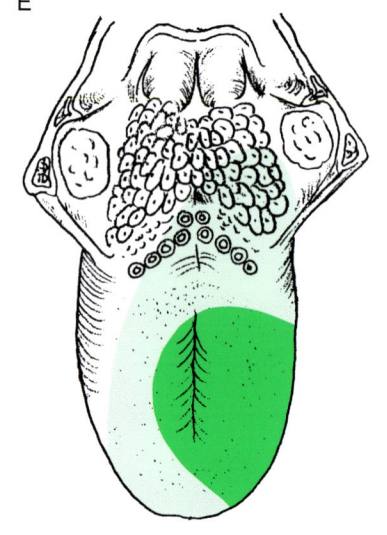

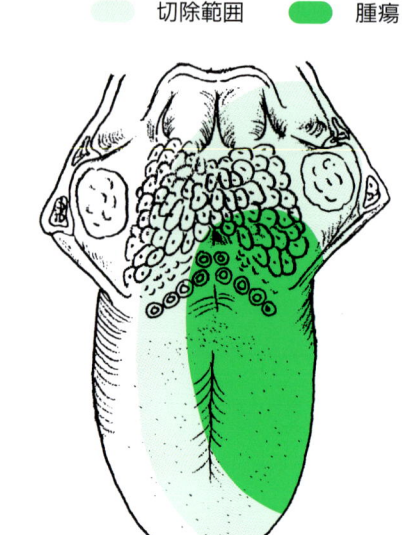

E

□ 切除範囲　■ 腫瘍

舌半側切除術にくらべて、舌亜全摘出術は切除範囲に大きなばらつきがあります。左図も右図も舌亜全摘出術と表現されますが、嚥下における機能的な差は大きいので、舌可動部、舌根の切除、舌骨上筋群の切除などの状況を術者に確認することが重要です。

口腔・咽頭癌手術について把握すべき事柄は、切除と再建に関する知識です。

1）切除

舌の切除範囲

頭頸部癌取り扱い規約[8]によれば、有郭乳頭よりも前方の舌可動部のみを半分切除した場合、舌可動部半側切除術と表わします（図2-2）。舌半側切除術とはさらに舌根を喉頭蓋谷まで半分切除した場合を指します。この両者の違いは舌根の切除の有無です。これは嚥下機能に大きく影響するので明確に区別すべきです。また、舌亜全摘出術といったとき、正中を越えた切除は亜全摘となります。残存舌が1/3でも亜全摘ですが、舌根がほんのすこし残るのみの切除（ほとんど全摘）でも亜全摘出術です（図2-3）。

術式のみでは切除範囲を正確に知ることはできないので手術記録を確認したり、術者に確認するようにしましょう。

頸部郭清について

嚥下障害が問題となるような進行癌では、頸部リンパ節転移が大きな予後因子となります。頸部郭清術が同時に行なわれることが多いのですが、リンパ節転移の状況や目的によって切除される範囲や温存される組織に大きな差があります[9]。そのため、頸部郭清についてもいくつかの確認が必要となります。

嚥下障害に特に影響するのは両側の郭清か、一側のみかの違いです。舌骨の運動制限に差がでます。また、拡大全頸部郭清といって通常の郭清では温存できる組織をリンパ節転移の程度によっては合併切除することがあります。例えば、顎二腹筋後腹、舌下神経、迷走神経、上喉頭神経などの合併切除は嚥下障害を増悪させます。

2）再　建

再建の目的：傷口をふさぐこと

　癌の手術の基本は一塊切除です。癌が存在する可能性のある組織は分割することなく、連続させてひとかたまりで切除するのです。

　口腔・咽頭癌の場合も一塊切除が重視されますが、その切除後には唾液や鼻汁で汚染されている口腔・咽頭と、無菌であるべき頸部とがひとつづきになってしまいます。頸部には総頸動脈をはじめとして重要臓器があり、その周囲の感染はたいへん危険です。頸動脈破裂をきたしますと大出血から死に至ることもあるからです。

　切除後の欠損をきちんと覆って閉鎖することが最優先です。欠損が小さければ一期縫縮といって縫い合わせるだけで済みます。欠損が大きければ縫い合わせることができませんので移植皮弁によって創部を閉鎖する必要がでてきます。そして死腔があればそこに滲出液が貯留し、やがてそこに感染しますので、死腔をなくすことも再建の重要な目的となります。

再建の目的：機能的な再建

　再建術の進歩にしたがい、その目的は機能の再建へと変わってきました。できるだけ残存機能を邪魔しないように、さらには機能を補助できるように多くの工夫が考えられています。詳細は省略しますが、再建法が様々なのは適材適所を目指しているからです。以下に術後看護上、把握しておいてほしいことをまとめます。

【遊離組織移植】

　遊離組織移植による再建が頭頸部癌の手術を大きく発展させました。頸部から遠く離れた足や手から組織を移植する方法です。遊離前腕皮弁、遊離腹直筋皮弁、遊離前外側大腿皮弁などが代表的です。下顎骨の再建には腓骨、肩甲骨、腸骨などが移植されることもあります。遊離皮弁移植では微小血管吻合といって頸部の動脈・静脈と移植組織の動脈・静脈とを顕微鏡下に吻合する必要があります。血流が維持できなければ組織は壊死におちいるので正確な手術が要求されます。

　術後看護上重要なことは、血管吻合が頸部のどのあたりでなされ、どこに血管が走行しているかを正しく把握していることです。デリケートな血管を圧迫したり、無理に進展したり、屈曲させたりすることは移植皮弁の血流を阻害する原因になるからです。

【有茎皮弁】

　大胸筋皮弁、広背筋皮弁、DP皮弁などは有茎皮弁の代表です。これらは遊離組織移植と異なり微小血管吻合を要しません。有茎皮弁の場合も血管茎を圧迫すると皮弁の血流は不安定となるので細心の注意を要します。遊離皮弁、有茎皮弁いずれにしろ、術後看護においては、マウスケアをする際に再建皮弁の色調などの観察からその血流の状態を推測する習慣をつけましょう。

3）嚥下機能補助の手術

　嚥下障害の治療法の1つに手術治療があります。嚥下機能が低下する原因によって様々な術式があります。とくに舌癌・咽頭癌の場合に行なわれることが多いのは喉頭挙上術と輪状咽頭筋切除術です[10]。前者は喉頭が嚥下時に挙上されないか、遅れてしまう時に、あらかじめ喉頭を挙上された位置に牽引固定するものです。また、後者は食道入口部が弛緩した状態を維持することにより、食塊の咽頭から食道への円滑な移動を助けることができます。

表 2-3　切除部位と術後嚥下障害との関連（藤本ら[11]の表を改変）

自覚症状	病態	食塊の動きにもとづく VF 所見
口から漏れる 流涎	口唇閉鎖不全	口外流出
口の中に残る/唾液があふれる	口腔内知覚低下 再建皮弁の隙間	口腔内残留 食塊形成不全
噛めない 少しずつしかのどに送れない 口の中に残る/唾液があふれる	舌運動障害	食塊形成不全 口腔内残留 反復嚥下 口腔通過時間延長
口が渇く	唾液分泌低下	食塊形成不全
のもうと思う前にのどに流れる のもうと思う前にむせる	口腔保持不良	咽頭流入 食塊形成不全 嚥下前誤嚥（挙上期型誤嚥）
鼻に逆流する のどに残る 少しずつしかのみこめない のんだ後にむせる	嚥下圧形成不全	鼻咽腔逆流 喉頭蓋谷残留 梨状陥凹残留 咽頭通過時間延長 嚥下後誤嚥（下降期型誤嚥）
のむときにむせる のもうと思う前にむせる	中咽頭知覚低下 （咽頭期惹起遅延） 喉頭知覚低下 （咽頭期惹起遅延） 声門閉鎖不全 喉頭閉鎖不全	嚥下中誤嚥（挙上期型誤嚥） 喉頭侵入
のんだ後にむせる のどに残る のどがゴロゴロする		食道入口部開大不全 嚥下後誤嚥（下降期型誤嚥）

4　術後嚥下障害の病態を理解する

　表 2-3 に患者の代表的な自覚症状に対応する術後嚥下障害の病態および VF 所見と切除部位などをまとめました[11]。
　例えば舌癌では、舌の切除範囲、舌根の切除範囲が最も術後機能に影響します[12]。舌亜全摘出術における嚥下障害[11]の概要を図 2-4 にまとめました。舌の切除による運動障害が目立ってくるのは半側切除を越える場合で

器官の動きにもとづくVF所見	切除部位	背景因子・その他
口唇閉鎖不良	顔面神経下顎縁枝 口唇・頬粘膜・下顎	
	舌・口腔底・頬粘膜 舌下神経・舌神経	放射線治療
舌運動制限/減弱	舌・口腔底・歯肉・下顎 舌下神経・舌神経	放射線治療
	唾液腺切除/唾液腺炎	放射線治療・加齢
舌口蓋閉鎖不良 舌運動制限/減弱	舌・口腔底・舌根 舌下神経	放射線治療
鼻咽腔閉鎖不全	軟口蓋・側壁・舌根	放射線治療
舌根後方運動不良	舌・舌根・舌下神経	放射線治療
咽頭後壁蠕動不良	側壁(後口蓋弓)中咽頭後壁	放射線治療・加齢
鼻咽腔閉鎖不全 喉頭挙上遅延	舌咽神経・迷走神経 軟口蓋・側壁・舌根	放射線治療・加齢
喉頭挙上遅延	上喉頭神経・迷走神経 軟口蓋・側壁・舌根	放射線治療・加齢
喉頭麻痺	反回神経・迷走神経	
喉頭挙上制限	舌骨上筋群・頸部郭清	放射線治療・加齢・術後感染
喉頭挙上遅延	上喉頭神経・迷走神経 軟口蓋・側壁・舌根	
喉頭挙上(前進)制限	舌骨上筋群・頸部郭清	術後感染
舌根後方運動不良	舌・舌根・舌下神経	放射線治療
咽頭後壁蠕動不良	側壁(後口蓋弓)中咽頭後壁	放射線治療
鼻咽腔閉鎖不全	軟口蓋・側壁・舌根	放射線治療

す。食物を口腔内に維持（口腔保持）し、唾液と混合しつつ咀嚼することができなくなります。つまり、食塊形成ができません。また、咽頭へ流れ落ちてしまう（咽頭流入）かもしれませんし、口内に残ってしまうこと（口腔内残留）も考えられます。

　舌根の切除により口腔保持はさらに困難になります。これは嚥下前誤嚥の大きな原因です。また、咽頭期のきっかけがつかめないので反射が遅れます（咽頭期惹起遅延）。これも嚥下中誤嚥の大きな原因となります。舌根の後方運動の不足は嚥下圧の低下をきたします。これは喉頭蓋谷の貯留の原因になります。嚥下圧の低下により食道入口部の開大も

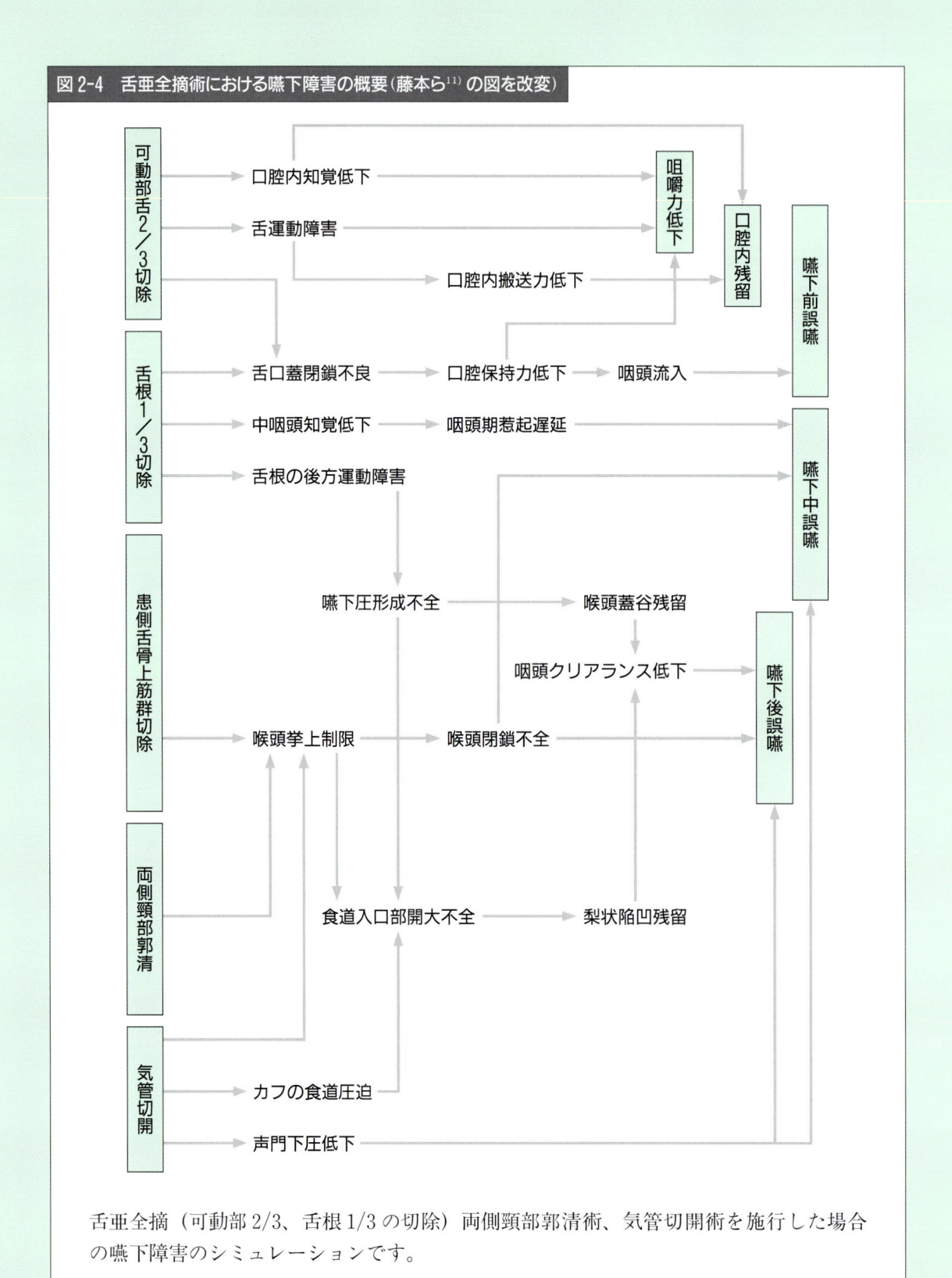

図 2-4 舌亜全摘術における嚥下障害の概要（藤本ら[11]の図を改変）

```
可動部舌2/3切除 ──→ 口腔内知覚低下 ──────────────→ 咀嚼力低下
              ──→ 舌運動障害 ────────────────→
              ──→ 口腔内搬送力低下 ──────────→ 口腔内残留 → 嚥下前誤嚥

舌根1/3切除 ──→ 舌口蓋閉鎖不良 → 口腔保持力低下 → 咽頭流入
            ──→ 中咽頭知覚低下 → 咽頭期惹起遅延
            ──→ 舌根の後方運動障害 ──────────→ 嚥下中誤嚥

患側舌骨上筋群切除 ──→ 嚥下圧形成不全 → 喉頭蓋谷残留
                  → 咽頭クリアランス低下 → 嚥下後誤嚥
                  → 喉頭挙上制限 → 喉頭閉鎖不全

両側頸部郭清 ──→ 食道入口部開大不全 → 梨状陥凹残留

気管切開 ──→ カフの食道圧迫
         ──→ 声門下圧低下
```

舌亜全摘（可動部2/3、舌根1/3の切除）両側頸部郭清術、気管切開術を施行した場合の嚥下障害のシミュレーションです。

悪くなり、梨状陥凹の貯留から嚥下後誤嚥の原因となります。

中咽頭側壁や上壁の切除も咽頭期惹起遅延に影響します。また、嚥下圧がさらに低下したり、鼻咽腔閉鎖不全をきたすかもしれません。そのほか、上喉頭神経の温存の有無[13]、加齢[14]、放射線治療も咽頭期惹起に大きく影響します。

次に喉頭の運動に注目してみます。喉頭が挙上することで喉頭閉鎖が得られ、前進することで食道入口部の開大が得られます。手術によりこの喉頭を挙上するための構造が破壊されます。舌骨上筋群の切除、頸部郭清術、下顎骨切除、術後頸部の感染などがそのリスクファクターです[15]。

舌骨・喉頭の挙上制限は咽頭期において喉頭閉鎖不全の原因になりますし（嚥下中誤嚥の原因）、前方への運動が不足すれば食道入口部の開大不全につながります（嚥下後誤嚥の原因）。

第 2 章　嚥下機能へ影響する要因

加齢による嚥下機能への影響

1　高齢者における嚥下の問題

　65 歳以上の高齢者が総人口に占める割合は 1994 年には 14.1％に達し、我が国は確実に高齢社会から超高齢社会への道をたどりつつあります。高齢社会における QOL を考えるとき、口から食べることは重要な要素です。しかし、症状が現われないまま誤嚥を起こしている不顕性誤嚥が高齢者の肺炎の原因として論議され[16,17]、加齢に伴う嚥下機能の低下が大きな問題となっています。

　高齢者においては、脳血管障害などの基礎疾患による影響、多種類の内服薬を含めた生活習慣の嚥下機能への影響、さらに加齢に伴う嚥下機能の低下を併せて考えることが必要です。さらに、嚥下機能を維持するための視点と、顕在的な嚥下障害に対する改善のための視点が必要となります。

　では、嚥下に問題のある高齢者は、実際にはどのくらいいるのでしょう。図 2-5 は、老人会に所属する 65 歳以上の高齢者 769 人を対象とした調査結果[18]で、嚥下状態として「口の中がぱさぱさする」「歯と頬の間に入る」「ご飯を食べてむせる」「お茶を飲んでむせる」「なかなか飲み込めない」「喉にひっかかる感じ」「食べた後にせき込む」の 7 項目について、よくある・時々あると回答した人の割合です。「ご飯を食べてむせる」ことがよくある。時々ある高齢者は全体では 12.7％でした。図 2-6 はそれを年代別にみてみたものですが、65－69 歳では 7.8％、70－74 歳では 11.8％、75－79 歳では 17.4％、80

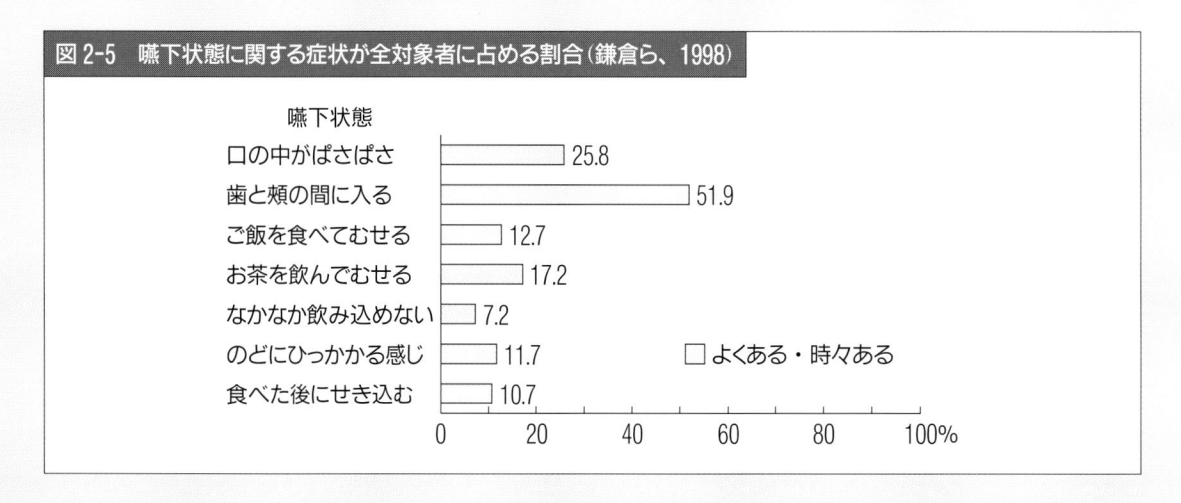

図 2-5　嚥下状態に関する症状が全対象者に占める割合（鎌倉ら、1998）

嚥下状態	％
口の中がぱさぱさ	25.8
歯と頬の間に入る	51.9
ご飯を食べてむせる	12.7
お茶を飲んでむせる	17.2
なかなか飲み込めない	7.2
のどにひっかかる感じ	11.7
食べた後にせき込む	10.7

□よくある・時々ある

図 2-6　ご飯を食べてむせる経験の年齢群による変化（鎌倉ら、1998）

年齢
- 80以上　n=109
- 75-79　n=109
- 70-74　n=204
- 65-69　n=270

□ よくある・時々ある　　（p<0.05）
■ ほとんどない

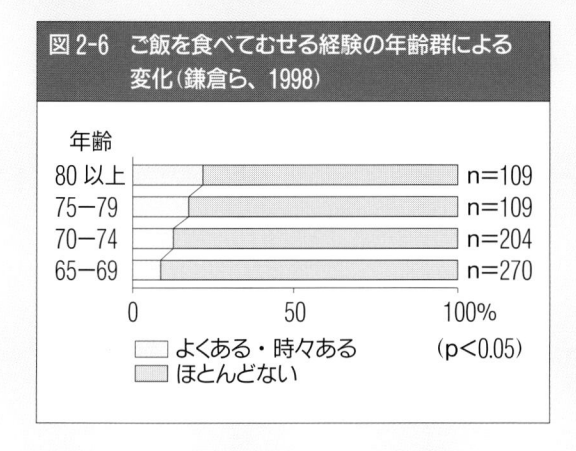

歳以上では22.0%と年齢との関係がみられました。また、それとは別の研究で、87歳以上の在宅高齢者において嚥下困難の訴えが16%であったとの報告[19]や、平均年齢83歳の高齢者56人を対象にX線検査を行なった結果、嚥下困難の症状がなくても検査上では異常を認める高齢者が存在するとの報告[20]もあります。このように、高齢者においては、かなりの人がいずれ嚥下障害につながる可能性を有しているという問題があります。

2　準備期・口腔期への影響

加齢に伴う歯牙の喪失、筋肉組織の緊張の減弱、靱帯のゆるみなどの退行性変化が高齢者の咀嚼・嚥下に影響を及ぼすと考えられています[21]。食物を嚙み砕く能力が低下し[22,23]、舌の萎縮[24]、唾液分泌量の減少[25]が加わると、なめらかな食塊が形成されにくくなります。さらに、味覚機能の低下は食べる意欲に影響し、随意運動である咀嚼が不十分になる可能性があります。しかし、高齢者の嚥下障害に直接的に影響する原因は咽頭期の問題です。

3　咽頭期への影響

嚥下反射によって、舌骨上筋群が収縮して舌骨は前上方に移動し、舌骨に連動して甲状軟骨が前上方に挙上されます。これと同時に食道上部括約筋は弛緩し、喉頭の前方移動の結果食道の入口は開大します。また、喉頭の上方移動によって喉頭蓋が喉頭を塞ぎます。この喉頭の位置が加齢にしたがって下降することがわかっています[26]（図 2-7）。加齢に伴い安静時の喉頭の位置は下降しているものの、咽頭期の最大挙上位置は60歳代までほぼ一定に維持されて運動性にその機能が代償されています。しかし、70歳以上になるとこの最大挙上位置も著しく下降して代償できない状態となります[27]。要するに、最大挙上される喉頭の位置が従来よりも低くなることにより、喉頭の閉鎖不全、食道入口部の開大不全が起こるのです。

次に、咽頭期における食塊の移動は、咽頭内に生じる圧力の変化に依存しています。この圧力つまり嚥下圧は舌根の後方運動、下咽頭の収縮によって生じ、中咽頭から下咽頭、食道入口部へと伝播していきます[28-31]。高齢者では、嚥下圧が低いことが原因して食物残渣が梨状陥凹に残留し、嚥下直後の吸気時に気管内へ流入する危険性があります。このように嚥下時には呼吸との協調が重要です。通常、我々は十分吸気してから嚥下反射を起こし呼気を後続させています。嚥下反射の間

図 2-7 高齢者の嚥下時の喉頭挙上運動（古川[27]の図を改変）

A 喉頭の位置が正常　　　　B 喉頭の位置が下降

甲状軟骨

安静時　　喉頭挙上時　　安静時　　喉頭挙上時

加齢による喉頭の位置の下降を代償できなくなると、Aに比べBでは食道入口部の開大が少なくなり、誤嚥を生ずる可能性が高くなります。

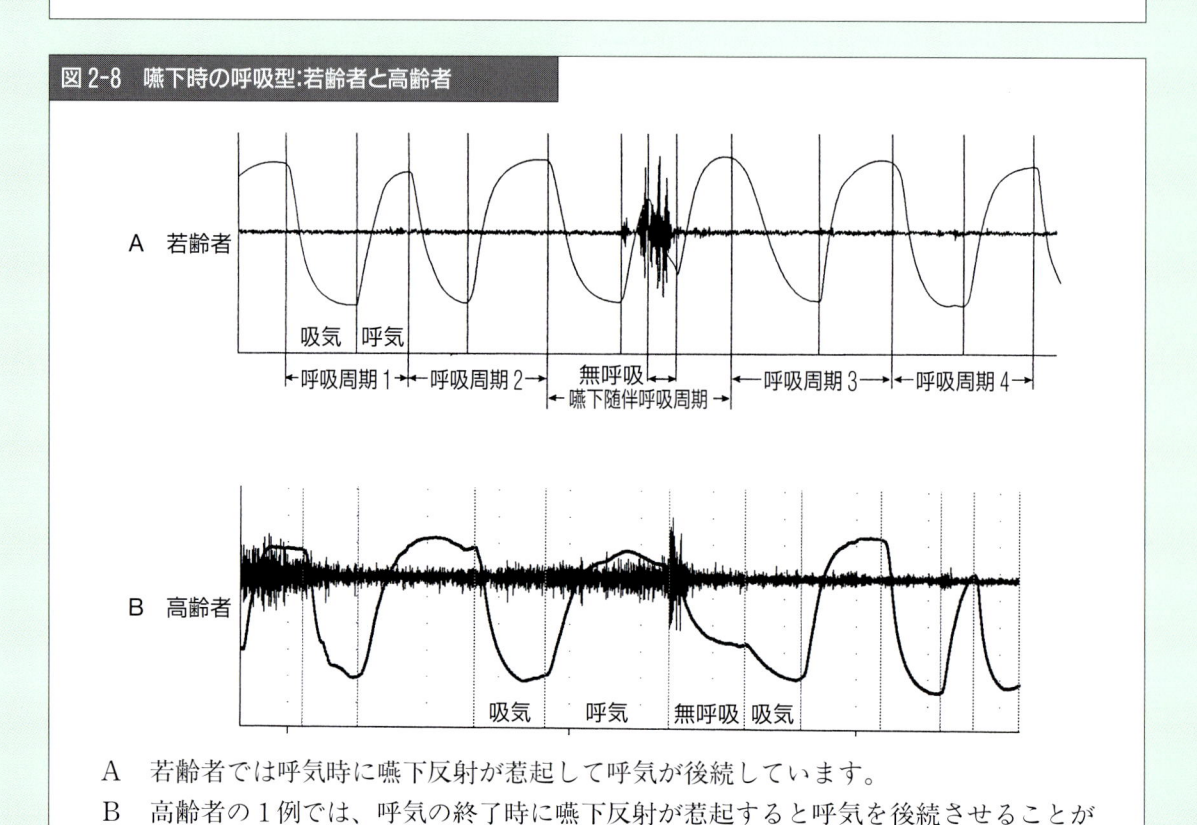

図 2-8 嚥下時の呼吸型：若齢者と高齢者

A 若齢者

吸気　呼気

┣呼吸周期1┫┣呼吸周期2┫┣　無呼吸　┫┣呼吸周期3┫┣呼吸周期4┫
　　　　　　　　　　　　嚥下随伴呼吸周期

B 高齢者

吸気　呼気　無呼吸　吸気

A 若齢者では呼気時に嚥下反射が惹起して呼気が後続しています。
B 高齢者の1例では、呼気の終了時に嚥下反射が惹起すると呼気を後続させることができずに吸気に移行しています。

は気道が閉鎖されて無呼吸状態となります。これを嚥下性無呼吸と呼びます。高齢者では、この嚥下性無呼吸時間が延長します[32~34](図2-8)。そのために従来のタイミングで嚥下反射を引き起こしても、呼吸周期上では嚥下性無呼吸の位置が呼気方向にずれていきます[20]。その結果、高齢者では呼気の終わり近くに嚥下性無呼吸が生じることから、嚥下後に吸気しやすい状態がみられています。さらに、嚥下圧低下に伴う食残渣の残留とあわせて、誤嚥しやすい条件が揃っています。

4　生活による影響

　在宅高齢者の約1割が嚥下に関する問題を抱え、高齢者の嚥下障害は加齢に伴う歯牙の喪失、筋肉組織の緊張の減弱、靱帯のゆるみなどの退行性変化が影響していることを述べてきました。一方、高齢になっても良好な嚥下状態を維持している人がいることも事実です。これは高齢者がこれまで過ごしてきた長い年月における生活習慣が影響しているようです。今のところ、高齢者の嚥下状態と生活習慣との関係が実証されるには至っていませんが、笑う習慣、外出する習慣が関係したとの報告もあります[3]。加齢現象による嚥下障害を予防する視点で、高齢者の生活習慣を検討してみましょう。

　高齢者の生活場面を観察すると、誤嚥を起こしやすい食事環境がみられます。嚥下に集中できないテレビを観ながらの食事、食事中の顔を上向きにした気道が開いた体位、麺類やみそ汁をすする習慣などがあります。「すする」食べ方は、吸気しながら麺や液体を口腔内に取り込む高度なテクニックといえます。すすりながら液体を誤嚥してむせる現象は高齢者によくみられることです。

　また大きな問題として、高齢者の内服薬の問題があります。実に多くの薬を飲んでいる高齢者がいます。内服薬が嚥下に影響することが注目されています。先の調査でも[3]、睡眠薬の常用が嚥下状態に関係していることが報告されています。

第2章 嚥下機能へ影響する要因

気管切開による嚥下機能への影響

　嚥下障害患者においては確実な気道確保を目的に気管切開が行なわれることが少なくありません。気管切開カニューレが挿入されていると患者は基本的には発声が不可能となり、大きな精神的ストレスを感じています。筆談が可能であればそれに頼ることになりますが、伝えたいことが即座に伝わらない苦痛は残ります。また、患者は咳をしたときに痰が出てくる場所が口ではないことがはじめは理解できません。そして、その痰の多さに驚き、悩みます。この項では気管切開の功罪を明らかにし、その対処法について概観します。

1　利　点

　確実な気道確保。呼吸管理が必要な場合はいうまでもありませんが、経鼻挿管や経口挿管よりは患者の苦痛が軽くなります。また、排痰や吸痰を容易にすることも大きな利点です。
　高度な誤嚥を認めるとき、意識レベルが低いときには気管切開カニューレのカフによって唾液などの分泌物の気道内流入を減少させます。しかし、完全に防御することはできません。
　頭頸部癌手術においては広範囲切除・再建後の残存舌、咽頭・喉頭の浮腫、大容積の移植皮弁、長時間にわたる手術後であることなど、いずれも術後に気道狭窄をひき起こす危険因子であるので、気管切開を行なうことは術直後の呼吸管理の安全性を高めます。

2　欠　点

　気管切開による声門下圧の低下、嚥下後の呼気による喉頭清浄の欠如[35]、カニューレによる喉頭挙上制限[36]、カフによる食道入口部の圧迫、嚥下と呼吸の協調が崩れることなどが嚥下機能を明らかに低下させています。そのため、気管切開されたことでかえって誤嚥量が増加し、カフ付きのカニューレに頼らざるを得ない状態からなかなか抜け出せないことがあります。そのため、頭頸部癌術後に気管切開をできるだけ行なわない方針[37,38]も報告されています。
　また、カフをふくらませているからといって、それが誤嚥防止にはならないことを忘れないでください。カフ圧は高くしすぎると気

管壁の阻血の原因となるため、25 mmHg 程度にとどめる必要があります。また、カフ圧が低すぎればカフとして機能しません。

3　カニューレの選択

まず、気管切開の目的を正確に把握します。一過性の気道狭窄の予防措置（例えば頭頸部癌術後）なのか、明らかに高度の嚥下障害を認めることが予測されるのかで対応は異なってきます。また、病状の回復状況に応じて適切な対応を心がけます。

気管切開カニューレにはその欠点を補えるようにいくつかの工夫がなされています。その適切な選択により嚥下障害を軽減することもできますし、発声可能とすることもできますので、それぞれの特徴をよく理解してカニューレを選択したいものです。カフの有無、カフ上の吸引チューブの有無、単管か複管か、発声用の穴がカニューレに付いているか、カフの性状（挿入、交換時の入れやすさや安定性に差がある）などにそれぞれ特徴があります。

1）カフ付きの有無

カフはチューブを気管内挿管として使用し陽圧換気する必要がある場合には必須です。誤嚥がいちじるしい患者に対して、気管への流れ込みを防ぐ目的で使用するときには、その時々の病態を確認する必要があります。カフは誤嚥を完全には防止できないばかりか、カフを膨らませていることによる嚥下機能低

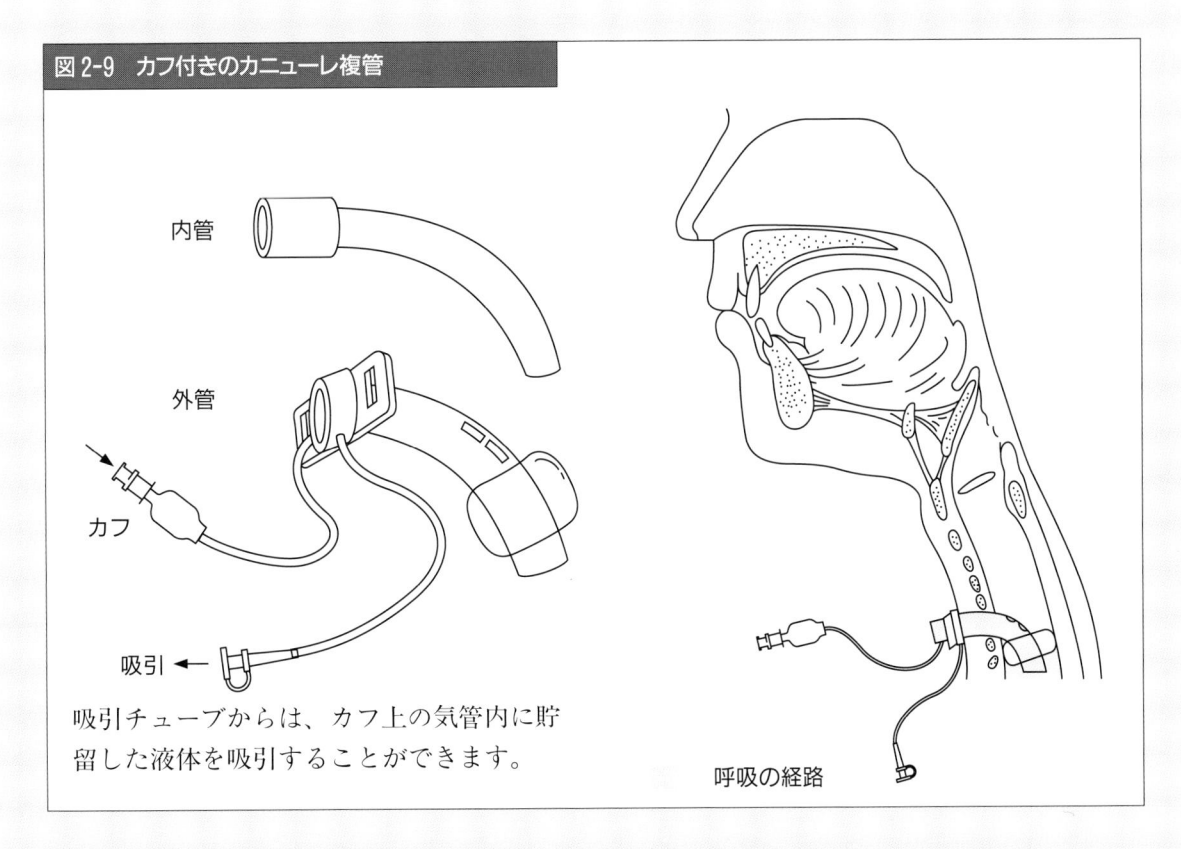

図2-9　カフ付きのカニューレ複管

吸引チューブからは、カフ上の気管内に貯留した液体を吸引することができます。

図 2-10　カフなしのカニューレ複管

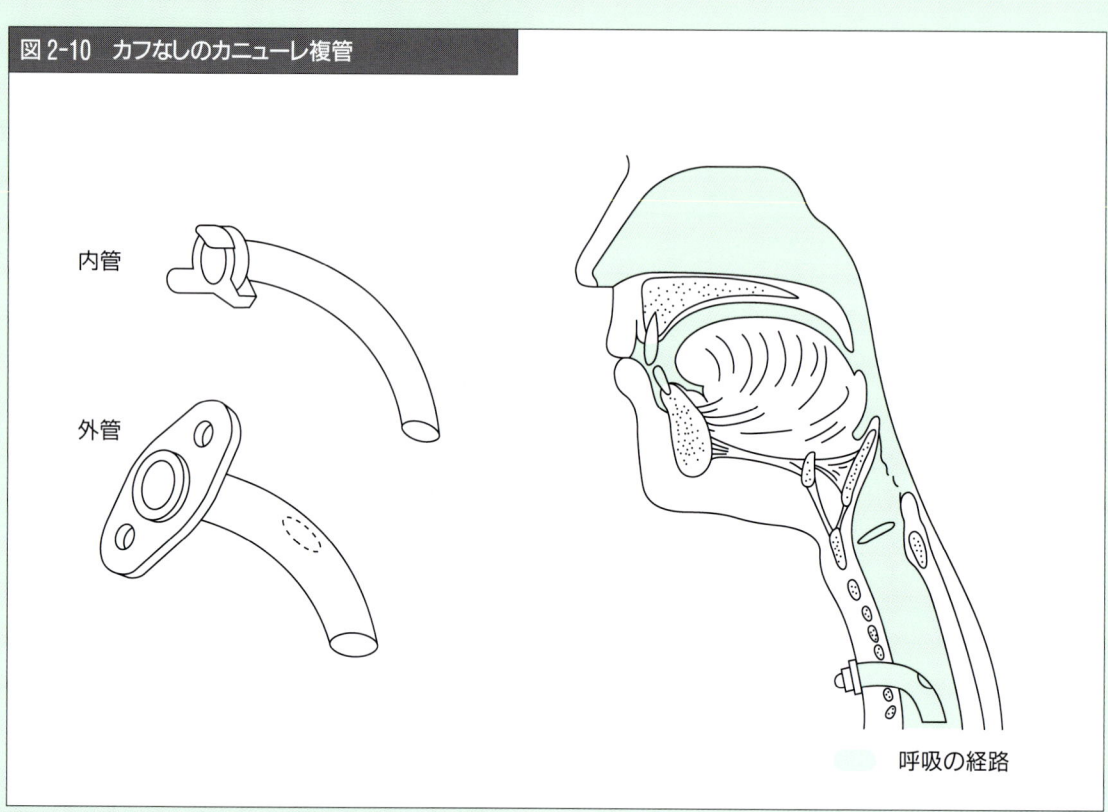

内管

外管

呼吸の経路

図 2-11　ボタン型カニューレ

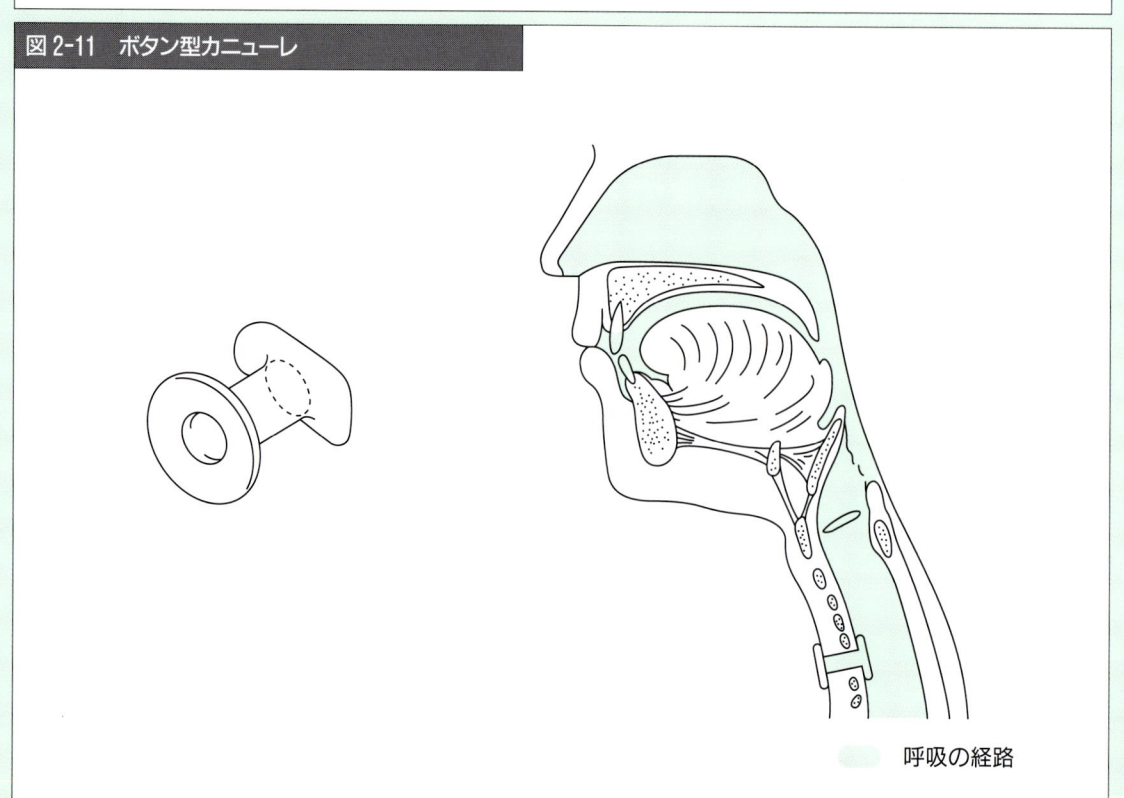

呼吸の経路

下を考慮しなければなりません。カフなしのカニューレに変更するだけで嚥下可能となることもあります。誤嚥量が多いためにカフを必要としているとき、カフ上の吸引チューブの使用はとても有用です。しかし、気道への刺激が強く、持続的に吸引することはできません。間欠的に吸引するときも吸引圧をあまり高くしないように配慮します（図2-9）。

2）単管か複管か

複管ならばチューブそのものを交換することなく内管を洗浄することができ、粘稠な痰が筒内にこびりつきやすい時などには有用です（図2-10）。チューブの外径が同じなら複管の方が当然内腔が狭くなること、重量が重く、また、コストがかかることが欠点です。

3）発声用の穴

複管タイプで外管に発声用の穴が開いているものがあります。この穴が気管に合えば内管を抜いて気管孔を指で閉鎖することで発声が可能となります。また、スピーチバルブが装着可能なタイプのものもあります。ただし、気管切開の深さ（皮膚から気管壁への距離）によっては気管切開チューブ外筒の穴が気管腔内に当たらないことがあり、発声不可能となります。また、この穴と気管壁や前頸部皮下組織との間に肉芽組織の増生を見ることがあるので注意が必要です。

4）ボタン型のカニューレ

ボタン型のカニューレ（レティナなど）は通常のカニューレと違って、気管内腔に突出しないところに特徴があります（図2-11）。喉頭挙上制限などはもっとも軽く、一時的閉鎖を試すときには痰の喀出を妨げません。スピーチバルブ装着によって、あるいは用手的閉鎖により発声も容易です。一時的な気管孔閉鎖を可能とすることは、嚥下訓練の観点からも2つの利点を持ちます。1つは発声可能となることで構音練習の併用ができるようになること、もう1つは声門下圧の低下という気管切開の弊害を除去しつつ嚥下訓練ができることです。

文献

1) 平山惠造：神経症候学．文光堂，1971．
2) 近藤克則，二木立：急性期脳卒中患者に対する段階的嚥下訓練．総合リハビリテーション，16，19-25，1988．
3) 才藤栄一，千野直一：脳血管障害による嚥下障害のリハビリテーション．総合リハビリテーション，19(6)，611-615，1991．
4) 鎌倉やよい：脳血管障害に伴う嚥下障害に対する看護の技術化の動向と研究課題．臨床看護研究の進歩，2，62-66，1990．
5) 鎌倉やよい：嚥下障害への援助の技術化に関する文献的考察―脳血管障害患者について．看護技術，34(15)，92-99，1988．
6) Lazarus, C.L., Logemann, J.A., Pauroski, B.R.: Swallowing disorders in head and neck cancer patients treated with radiotherapy and adjuvant chemotherapy. Laryngoscope, 106, 1157-1166, 1996.
7) 藤本保志，長谷川泰久，中山敏ほか：口腔がん広範囲切除例の嚥下機能―加齢の影響とその術前における予測について．頭頸部腫瘍，24(3)，403-407，1998．
8) 日本頭頸部腫瘍学会編：頭頸部癌取り扱い規約．第2版，金原出版，東京，1991．
9) 松浦秀博，長谷川泰久，中山敏ほか：頸部郭清術・分類の現況―われわれの4分と和名の提案．耳鼻咽喉・頭頸部外科，68，385-389，1996．
10) 藤本保志，長谷川泰久，中山敏ほか：口腔・中咽頭がん広範囲切除における誤嚥防止術式の有用性と限界．日本耳鼻咽喉科学会会報，101，307-311，1998．
11) 藤本保志，長谷川泰久，松浦秀博ほか：舌癌根治切除・再建術後の嚥下機能―病態とその対策．JOHNS，16(4)，637-642，2000．
12) MaConnel, M.S., Logemann, J.A., Rademaker A.W., et al.: Surgical variables affecting postoperative swallowing efficiency in oral cancer patients: A pilot study. Laryngoscope, 104, 87-90, 1994.
13) Weber, R.S., Ohlms, L., Bowman, J.: Functional results after total or near total glossectomy with laryngeal preservation. Archives of Otolaryngol Head and Neck Surgery, 117, 512-515, 1991.
14) Fujimoto, Y, Hasegawa, Y, Matsuura, H., et al.: Analysis of swallowing reflex after surgery for oral and oropharyngeal cancer. XVI World Congress of Otorhinolaryngology Head and Neck Surgery, 239-243, 1997.
15) 藤本保志，長谷川泰久，松浦秀博ほか：パーソナルコンピューターによる術後嚥下運動の定量的解析―口腔・中咽頭癌手術例の検討．頭頸部腫瘍，22(1)，72-77，1996．
16) 佐々木英忠，佐藤和彦，中澤秀喜ほか：老年者の呼吸器ケア．総合臨床，40，476-480，1991．
17) 佐々木英忠：高齢者の嚥下の問題．琵琶湖長寿科学シンポジウム実行委員会（編）高齢者の日常生活とありふれた病気，pp. 20-28，医歯薬出版，1994．
18) 鎌倉やよい，岡本和士，杉本助男：在宅高齢者の嚥下状態と生活習慣．総合リハビリテーション，26(6)，581-587，1998．
19) Bloem, B.R., Lagaay, A.M., Beek, W., et al.: Prevalence of subjective dysphagia in community residents aged over 87. Brunei Museum Journal, 300, 721-722, 1990.
20) Ekberg, O., Feinberg, M.J.: Altered swallowing function in elderly patients without dyasphagia: Radiologic finding in 56 cases. American Journal of Roentgenology, 156, 1181-1184, 1991.
21) Sheth N., Diner, W.C.: Swallowing problems in the elderly. Dysphagia, 2, 209-215, 1988.
22) 永井晴美，柴田博，芳賀博ほか：地域老人における咀嚼能力の健康状態への影響．日本老年医学会雑誌，27，63-68，1990．
23) 高徳幸男，瀧口徹，小林清吾ほか：咀嚼機能に及ぼす加齢の影響について．日本咀嚼学会雑誌，4，41-50，1994．
24) 池田稔，冨田寛：老人の味覚．設楽哲也（編）

耳鼻・頭頸部MOOK 12・老年者と耳鼻咽喉科. pp. 161-169, 金原出版, 1989.

25) 今野昭義, 伊藤永子, 岡本義孝：老人の唾液腺機能. 設楽哲也（編）耳鼻・頭頸部MOOK 12・老年者と耳鼻咽喉科, pp. 151-160, 金原出版, 1989.

26) 古川浩三：嚥下における喉頭運動のX線学的解析―特に年齢変化について. 日本耳鼻咽喉科学会会報, 87, 169-181, 1984.

27) 古川浩三：老人の嚥下. 設楽哲也（編）耳鼻・頭頸部MOOK 12・老年者と耳鼻咽喉科, pp. 145-150, 金原出版, 1989.

28) 森敏裕, 丘村熙：嚥下圧測定の臨床的意義. 日本気管食道科学会会報, 35, 241-249, 1984.

29) 森敏裕, 丘村熙, 稲木匠子：嚥下圧伝搬速度の評価法. 耳鼻咽喉科臨床, 82, 1441-1445, 1989.

30) 森敏裕：嚥下第II期における嚥下圧動態の研究. 日本耳鼻咽喉科学会会報, 95, 1022-1034, 1992.

31) 森敏裕, 丘村熙：嚥下圧曲線よりみた嚥下障害の分類の試み. 日本気管食道科学会会報, 36, 363-370, 1985.

32) 小宮山荘太郎：気道食道の内圧検査とその意義. 日本気管食道科学会会報, 37, 108-114, 1986.

33) 小宮山荘太郎, 宮崎洋, 山下弘之：咽頭の生理と病態機能からみた特徴. 日本気管食道科学会会報, 42, 111-115, 1991.

34) 鎌倉やよい, 杉本助男, 深田順子：加齢に伴う嚥下時の呼吸の変化. 日本摂食・嚥下リハビリテーション学会雑誌, 2, 13-22, 1998.

35) Weaver, A.W., Fleming, S.M.: Partial laryngectomy: Analysis of associated swallowing disorder. American Journal of Surgery, 136, 486-489, 1978.

36) Bonanno, P.C.: Swallowing dysfunction after tracheostomy. Annals of Surgery, 174, 29-33, 1971.

37) 吉積隆, 海老原敏, 浅井昌大ほか：頭頸部癌治療における気管切開術の検討. 頭頸部腫瘍, 21, 424, 1995

38) 舘田勝, 橋本省, 松浦一登ほか：口腔・中咽頭癌手術における気管切開術の適応. 日本耳鼻咽喉科学会会報, 102, 990-995, 1999.

第3章

嚥下障害のフィジカルアセスメント

　嚥下障害に対する訓練技術が確立しつつあります。これらの技術を組み合わせて、効果のある訓練プログラムを組むことが重要です。しかし、嚥下障害と一口に言っても、どこが障害されているのか患者個々によって異なります。それを判断することができなければ、最も効果的な訓練プログラムを提供することなど到底望めません。嚥下状態をアセスメントするための有効な検査としてVF検査（videofluorography）がありますが、侵襲的な検査であるため、その適応時期と実施回数は限られます。例えば、脳血管障害、口腔・咽頭癌術後などの急性期には嚥下障害を前提にした援助が必要となりますが、VF検査よりも全身管理が優先されます。神経・筋疾患では徐々に嚥下機能が衰えるため、毎日の嚥下の状態を把握することが重要ですが、頻回にVF検査を実施することはできません。そのため、VF検査によるアセスメントにあわせて、毎日の観察からのアセスメントが重要であることは言うまでもありません。本章では、基本的観察として「患者・家族から得る一般的情報」、「患者・家族から得る主観的情報」、「見て・触れて・聴いて得る客観的情報」、「情報からのアセスメント」に分けて述べていきます。

　アセスメントに際しては推論の過程が重要です。訓練を実際に適用することへの橋渡しとして、本章の内容をよく理解し、活用してください。

第1項　患者・家族から得る一般的情報

第2項　患者・家族から得る主観的情報
1. 準備期・口腔期に関連する質問
2. 咽頭期に関連する質問
3. 食道期に関連する質問
4. 全身状態に関連する質問

第3項　視て・触れて・聴いて得る客観的情報
1. 顔貌
2. 会話
3. 口唇
4. 顎関節・口腔内
5. 舌
6. 軟口蓋
7. 前口蓋弓
8. 口腔内知覚
9. 喉頭
10. 全身状態

第4項　情報からのアセスメント
1. 嚥下障害の病態の復習
2. 嚥下障害に関する情報と嚥下訓練

第3章 嚥下障害のフィジカルアセスメント

患者・家族から得る一般的情報

　一般的情報には、主訴、既往歴、年齢、身長、体重などが挙げられます（表3-1）。主訴は文字どおり嚥下に関する主な訴えです。ここでは、訴えの内容が主に嚥下に関する症状であることを前提として話を進めます。既往歴を確認することによって、病態を大づかみに把握することができます。年齢を把握することによって嚥下機能への加齢の影響を予測し、身長と体重から栄養状態を予測できます。

　まず、脳血管障害の既往があるか、あるならば脳出血か、それとも脳梗塞かを把握します。前にも述べましたが、延髄の脳神経核よりも上のニューロンが両側性に障害されると仮性球麻痺の状態となります。図2-1に示したように、1回の脳出血の既往であれば、一側性核上性障害あるいは核性障害であることが考えられます。前者の場合、麻痺した片側を健康側がその機能を代償することによって嚥下機能は維持されることが予測されます。ところが、この場合でも加齢の影響が加わることによって状況は変わってきます。つまり、60代に脳出血を患った人が、その後回復して嚥下機能に問題がなかったとしても、70代に入って加齢の影響が加わることにより嚥下障害が現われることがあります。さらに、2回目の脳出血によって反対側のニューロンが障害されると、仮性球麻痺の状況が現われます。

　脳梗塞の場合は一度の発症であっても、一側性核上性障害にとどまり嚥下障害が一過性に改善される場合もあれば、両側性の核上性障害が現われることもあります。つまり、同時にいくつもの箇所で梗塞が多発した場合には、仮性球麻痺となって慢性的な嚥下障害を生じます。

　また、脳出血・脳梗塞の場合とも、その発症が1回目であったとしても核性障害であれば、球麻痺として慢性化する嚥下障害が現われます。

　次に、神経・筋疾患に罹患している場合は、徐々に筋力が低下することによる嚥下障害ですから、病名と発症の年齢を把握してその経過を大づかみにします。口腔・咽頭癌・食道癌の既往がある場合は、その治療法が手術であったのか、放射線治療であったのか、さらに両者の併用であったのかを把握する必要があります。手術では、欠損した組織と再建術式を把握することが重要です。つまり、どの神経が損傷され、どの筋肉が摘出され、どの組織の知覚が麻痺しているのかなど、病態を把握します。放射線治療では、唾液分泌の減少、味覚の鈍麻、組織の線維化などの影響が現われます。

　続いて、肺炎の既往を把握します。高齢者であって肺炎をくり返している場合には誤嚥性肺炎の可能性を検討します。

　また、身長・体重から栄養状態を把握し、内服薬を把握します。常用内服薬が嚥下機能に影響することも考えられます。

嚥下障害のフィジカルアセスメント | 患者・家族から得る一般的情報

表 3-1　一般的情報の収集

氏名				
年齢	明治 ・ 大正 ・ 昭和　　　年　　月　　日 生　（　　）歳　　男 ・ 女			
体格	身長　　　cm　　体重　　　kg			
栄養状態	BMI ＝ 体重(kg) ÷ 身長²(m)　　低体重＜18.5　　18.5≦正常＜25　　25≦肥満			
既往歴	脳出血	（　　）歳	疾患名 出血部位	
	脳梗塞	（　　）歳	疾患名 梗塞部位	
	神経・筋疾患	（　　）歳	疾患名	
	口腔・咽頭癌	（　　）歳	疾患名 治療法：手術療法 　　　　放射線療法　　（　小線源　）（　外照射　）	
	食道癌	（　　）歳	疾患名 治療法：手術療法 　　　　放射線療法　　（　外照射　）	
	肺炎	（　　）歳		
	その他			
常用内服薬				
主訴				

第3章 嚥下障害のフィジカルアセスメント

患者・家族から得る主観的情報

嚥下障害をスクリーニングするための質問項目が開発されつつあります。表3-2は質問項目[1-6]を準備期・口腔期、咽頭期、食道期、全身状態に分類したものです。これらの質問項目が意味する内容に加えて、「はい」と回答されたときには何が考えられるのかを説明します。ただし、1つの質問項目から短絡的に結論を導き出してしまうことは危険です。各分類ごとに各質問項目の結果全体を見渡し、障害された機能を予測してください。さらに、その予測から、必要とされる客観的情報項目を把握してください。

1　準備期・口腔期に関連する質問

準備期は食物を咀嚼して食塊を形成する時期であり、口腔期は食塊を咽頭へ送り込む時期です。ここでは、食塊をうまく作ることができるか、さらに食塊を咽頭方向へ送り込むことができるかを知る必要があります。そのために必要な情報は、唾液分泌、舌の運動、頬筋と舌との協調、口唇の運動、口腔内知覚機能です。

1）口の中がぱさぱさすると感じることがある

唾液分泌の状態を知るための質問です。唾液腺は加齢とともに腺房数が減少するといわれていますが、唾液分泌量の変化については研究者によって見解が異なります。安静時の総唾液分泌量が女性のみに加齢による減少を認めたとの報告[7]や、在宅高齢者のおよそ25％が口の中がぱさぱさする経験をしているとの調査結果[3]などがあり、加齢との関係がうかがわれます。また、口腔内乾燥は常用する内服薬とも関係します。

この質問項目に「はい」と回答されたときには、唾液分泌量が減少して、なめらかな食塊が作られにくい状況にあることが考えられます。加齢の影響、常用内服薬の影響を関連させてインタビューすることが必要です。

2）唾液が多いと感じることがある

唾液分泌の状態を知るための質問とは異なり、舌の運動に関連した質問です。つまり、唾液そのものの分泌量が増加したというよりも、唾液をうまく咽頭に送り込めないために、口腔底や舌尖部に唾液が貯留することを表わします。そのため、この質問項目に「はい」と回答されたときには、舌の運動の問題が考えられます。

3）食物がいつまでも口の中に残る

舌の運動、頬筋と舌との協調に関連した質問項目です。まず、この質問項目によって食

表3-2 主観的情報

	質問項目	回答	はいの回答から客観的情報収集へ
口腔期	1）口の中がぱさぱさすると感じることがある	はい・いいえ	唾液分泌・食塊形成の状態・内服薬を確認する
	2）唾液が多いと感じることがある	はい・いいえ	舌運動を確認する
	3）食物がいつまでも口の中に残る	はい・いいえ	舌運動を確認する
	4）食物が舌の上に残ることがある	はい・いいえ	舌運動を確認する
	5）歯列の外側に食物がたまることがある	はい・いいえ	舌と頬の運動・口腔内知覚を確認する
	6）食物を飲み込むために水が必要である	はい・いいえ	舌運動を確認する
	7）流涎（よだれ）がこぼれることがある	はい・いいえ	口唇の運動・口腔内知覚を確認する
	8）口から食物がこぼれることがある	はい・いいえ	口唇の運動・口腔内知覚を確認する
咽頭期	9）食事中にむせることがある	はい・いいえ	誤嚥の可能性　10)11)質問へ
	10）ご飯を食べてむせることがある	はい・いいえ	固形物に誤嚥の可能性　13)〜15)質問へ
	11）お茶を飲んでむせることがある	はい・いいえ	水分に誤嚥の可能性　13)〜15)質問へ
	12）固形物より水分の方が飲み込みにくい	はい・いいえ	嚥下反射を確認する
	13）飲み込もうとする前にむせる	はい・いいえ	舌運動を確認する　咽頭流入の可能性
	14）飲み込むときにむせる	はい・いいえ	嚥下反射・喉頭運動を確認する　誤嚥の可能性
	15）飲み込んだ後にむせる	はい・いいえ	喉頭蓋谷・喉頭前庭・梨状陥凹の食物残渣を誤嚥した可能性
	16）食後のどに食物が残る感じがある	はい・いいえ	喉頭蓋谷・喉頭前庭・梨状陥凹に食物残渣残留の可能性
	17）食後にがらがら声になることがある	はい・いいえ	喉頭前庭に唾液・食物残渣残留の可能性　頸部聴診にて湿性音の有無を確認する
	18）食後に痰がからんだ感じになる	はい・いいえ	喉頭前庭に唾液残留の可能性　頸部聴診にて湿性音の有無を確認する
	19）食後のどに引っかかる感じがある	はい・いいえ	喉頭蓋谷・梨状陥凹に食物残渣貯留の可能性
	20）食物がなかなか飲み込めない	はい・いいえ	嚥下圧低下・嚥下反射の問題の可能性
	21）咽頭違和感がある	はい・いいえ	頸椎の変形による刺激なども関係する
	22）食物や水分が鼻に逆流することがある	はい・いいえ	軟口蓋に機能不全の可能性
食道期	23）食物が胸につかえる	はい・いいえ	食道蠕動の問題の可能性
	24）食物や酸っぱい液が胃からのどに戻ってくる	はい・いいえ	胃食道逆流の可能性
	25）胸やけがある	はい・いいえ	胃食道逆流・食道炎の可能性
全身状態	26）この頃、体重が減った	はい・いいえ	栄養摂取量が必要量以下の可能性
	27）この頃、のどがよく渇く	はい・いいえ	脱水の可能性
	28）この頃、微熱がよく出る	はい・いいえ	誤嚥性肺炎の可能性
	29）この頃、痰がよく出る	はい・いいえ	誤嚥の可能性
	30）この頃、夜間咳で目を覚ますようになった	はい・いいえ	誤嚥の可能性

物が口の中に残る経験を把握してから、さらに詳しくどこに残るのかを次の4）5）の質問項目によって把握します。

4）食物が舌の上に残ることがある

舌の動きが悪いと食塊を咽頭方向に送り込むことができません。そのために、いつまでも舌の上に食物が残ります。この質問項目に「はい」と回答されたときには、舌運動に問題があることが考えられます。

5）歯列の外側に食物がたまることがある

舌と頬筋の協調運動の状態を問う内容です。舌の運動に問題があったり、頬粘膜の知覚麻痺や頬筋に運動麻痺がみられると、食塊形成が障害されて、歯列と頬粘膜との間に食物がたまることがみられます。この質問項目に「はい」と回答されたときには、舌・頬筋の運動、口腔内の知覚に問題があることが考えられます。

ただし、歯牙の欠損によっても歯列の外側に食物がたまりやすくなりますから、歯の状態、義歯の装着状況についても併せてインタビューすることが必要です。

6）食物を飲み込むために水が必要である

舌の運動と咽頭期の状態を関連させた質問です。舌の動きが悪く食塊の送り込みに問題がある状況であっても、水分は舌の運動を必要としません。咽頭期の嚥下反射に問題がなければ水分は飲むことができます。そのために、送り込めない食塊を水分で流し込む状況もみられます。この質問項目に「はい」と回答されたときには、舌の運動に問題があることが考えられます。

ただし、唾液の減少、あるいは単に食習慣であることも考えられるので、他の質問項目と併せて予測します。

7）流涎（よだれ）がこぼれることがある

口唇の運動と知覚、舌の運動に関連した質問項目です。口輪筋の麻痺によって口唇を閉じることができないと、水を口の中に保持することができません。水を口に含んだ状態で下方を向くと口からたらたらと水がこぼれる状態となります。また、舌の動きが悪く唾液を送り込めない状況があれば、口腔底に貯留した唾液は流涎として麻痺側の口角から流れ出ることになります。この質問項目に「はい」と回答されたときには、舌の運動、口唇の運動や知覚に問題があることが考えられます。

8）口から食物がこぼれることがある

食塊形成と口唇運動に関連した質問項目です。食塊がうまく形成されず、口輪筋の麻痺によって口唇を閉じることができないと、咀嚼時に口から食べ物がこぼれます。この質問項目に「はい」と回答されたときには、舌の運動、頬筋の運動や頬粘膜の知覚、口唇の運動や知覚に問題があることが考えられます。

2　咽頭期に関連する質問

次に、咽頭期の問題を考えましょう。咽頭期は食塊の先端が口峡部を通過したときから、食塊が食道に入りきるまでを表わします。この時期には、嚥下反射によって軟口蓋が挙上されて咽頭後壁と密着することによって上咽頭と中咽頭が遮断されます（鼻咽腔閉鎖）。舌根が硬口蓋に密着して口腔と咽頭を隔絶します（舌口蓋閉鎖）。喉頭が挙上され

ることによって喉頭蓋が喉頭をふさぎ（喉頭閉鎖）、同時に上部食道括約筋が弛緩して食道入口部が開きます（食道入口部開大）。さらに、舌根の後方運動と咽頭の蠕動様運動によって上から下へ圧力が伝播するため、圧の低い食道内へ食塊が移動します。

　咽頭期の最大の問題は誤嚥です。誤嚥には、嚥下前誤嚥、嚥下中誤嚥、嚥下後誤嚥があります。まず、誤嚥の有無を把握して、次に水分にむせるのか、固形物にむせるのか、むせる時期など、関連づけながら主観的情報を収集して誤嚥の理由を推測していきます。

9）食事中にむせることがある

　誤嚥があるかどうかを大ざっぱに把握する質問です。まず誤嚥の経験があるかないかを把握してから、さらに詳しく、食物にむせるのか、水分でむせるのかを次の質問項目10)11)で把握します。ただし、むせる症状のない誤嚥（不顕性誤嚥：silent aspiration）もあることから、むせる経験がないからといって誤嚥がないと断定することはできません。全身状態の質問項目（微熱・痰）と関連させて検討することが必要です。

10）ご飯を食べてむせることがある

　この質問項目に「はい」と回答されたときには、食塊形成に問題があって、食塊の一部が気管内へ混入したり、咽頭クリアランスの低下によって喉頭蓋谷、梨状陥凹に残留して気管内に流入することが考えられます。飲み込むときにむせる（嚥下中誤嚥）、飲み込んだ後にむせる（嚥下後誤嚥）の情報と関連させて検討することが必要です。

11）お茶を飲んでむせることがある

　この質問項目に「はい」と回答されたときには、咽頭流入、咽頭期惹起遅延が考えられます。飲み込もうとする前にむせる（嚥下前誤嚥）、飲み込むときにむせる（嚥下中誤嚥）の情報と関連させて検討することが必要です。

12）固形物より水分の方が飲み込みにくい

　水分が飲み込みにくいとすれば、喉頭挙上のタイミングが遅れること（咽頭期惹起遅延）が推測されます。固形物はペースト状の食塊となることから、咽頭期惹起遅延の結果喉頭蓋による喉頭閉鎖が不十分であっても、水分に比べれば侵入しにくいといえます。

13）飲み込もうとする前にむせる

　誤嚥と嚥下運動との関係を推測するための質問項目です。これは、嚥下前誤嚥を疑います。舌の運動障害、咽頭期惹起遅延などによって嚥下反射の準備ができる前に液体が咽頭へ流れ込み（咽頭流入）、喉頭へ侵入して（喉頭侵入）さらに気管内へ流れ込むことによってむせることが考えられます。嚥下反射、舌の運動をあわせて確認することが必要です。

14）飲み込むときにむせる

　誤嚥と嚥下運動との関係を推測するための質問項目です。嚥下運動中の誤嚥を疑います。これは、嚥下時の咽頭期惹起遅延や喉頭挙上の不足に伴う不完全な喉頭閉鎖によって生じることが考えられます。嚥下反射、喉頭の運動をあわせて確認することが必要です。

15）飲み込んだ後にむせる

　誤嚥と嚥下運動との関係を推測するための質問項目です。これは、嚥下運動が終了した後に生じるものであり、嚥下後誤嚥を疑います。嚥下運動終了後、嚥下圧低下、食道入口部開大不全などが原因して、喉頭蓋谷、左右の梨状陥凹や喉頭前庭に残留した食物残渣が気管内へ流入するために生じることが考えら

れます。頸部聴診とあわせて確認することが必要です。

16）食後のどに食物が残る感じがある
17）食後にがらがら声になることがある
18）食後に痰がからんだ感じになる

　これらは、喉頭蓋谷・梨状陥凹・喉頭前庭に食物残渣が貯留している症状を表わしています。食物が残る感じであれば、喉頭蓋谷・梨状陥凹に食物残渣が貯留していることが疑われます。また、がらがら声や痰がからんだ感じがすれば、喉頭前庭に食物残渣・唾液・痰が貯留していることが疑われます。頸部聴診とあわせて確認することが有効です。

19）食後のどに引っかかる感じがある
20）食物がなかなか飲み込めない
21）咽頭違和感がある

　1回の嚥下反射で食道内に食塊が入りきらず、喉頭蓋谷・梨状陥凹に残留する場合に、食後のどに引っかかる・食物がなかなか飲み込めない・咽頭違和感といった症状がみられます。これらは、何らかの原因で嚥下圧が低下していることが考えられます。また、なかなか飲み込めないと訴える場合、咽頭期の惹起に問題があることも考えられます。一方、咽頭違和感を訴える場合、頸椎の変形による突出が咽頭を刺激して症状が現われることが報告されています[8]。

22）食物や水分が鼻に逆流することがある

　軟口蓋による鼻咽腔閉鎖が不十分である場合、鼻腔に逆流する症状があります。例えば、軟口蓋が麻痺している患者では、下を向いて食物を口に入れて咀嚼しているうちに鼻から唾液が流れてくる状況がみられます。また、何らかの原因で食道入口部が十分に弛緩しない場合にも、鼻腔へ逆流することがあります。

3　食道期に関連する質問

　食塊が上部食道括約筋を通過して食道内に入りきってから下部食道括約筋を通過して胃に入りきるまでの問題となります。

23）食物が胸につかえる
24）食物や酸っぱい液が胃からのどに戻ってくる
25）胸やけがある

　食道内は迷走神経の支配による蠕動様運動で食塊が下部方向へ移送されます。これがうまく送られないときに胸につかえる感じが現われます。酸っぱい味は胃液で、いったん胃に入った食塊が咽頭へ逆流する（胃食道逆流）症状です。これは上下の食道括約筋の機能に関連すると考えられています。逆流が繰り返されていると食道炎を引き起こし、胸やけになります。また、逆流した内容物を誤嚥すると胃液が気道に入ることになりますから、炎症症状を引き起こします。

4　全身状態に関連する質問

　嚥下障害の結果として栄養不良、脱水、誤嚥性肺炎の有無を確認します。しかし、いず

れの質問もその原因が嚥下障害以外にも考えられることから、準備期、口腔期、咽頭期、食道期の問題と関連させて検討することが必要です。

26）この頃、体重が減った
27）この頃、のどがよく渇く

　これらは、嚥下障害によって食物や水分を摂取する量が減少した結果として現われます。

28）この頃、微熱がよく出る
29）この頃、痰がよく出る
30）この頃、夜間咳で目を覚ますようになった

　これらは誤嚥に関連した質問です。不顕性誤嚥によって肺炎に至ることがありますから、全身症状から肺炎を確認することが必要です。入眠中に誤嚥した場合咳き込んで目を覚ます症状がみられます。

第3章 嚥下障害のフィジカルアセスメント

視て・触れて・聴いて得る客観的情報

患者に最初に出会うときから観察が始まります。まず顔の表情、体幹の麻痺の状態、声、発音などから情報を得ます。さらに、口腔内を観察して情報を得ていきます。嚥下に関与する脳神経は三叉神経（Ⅴ）、顔面神経（Ⅶ）、舌咽神経（Ⅸ）、迷走神経（Ⅹ）、副神経（Ⅺ）、舌下神経（Ⅻ）です。主観的情報の既往歴から、障害されている脳神経を予測して麻痺の状態を確認していきます。ここでは、嚥下に関する麻痺の影響を観察すること、全身状態を確認することに分けて述べていきます。表3-3（70頁以下）は、観察項目と観察結果から何が判断できるかについて、一覧表にまとめたものです。

以下に具体的なフィジカルアセスメントの方法を述べます。

1　顔　貌

顔面の知覚麻痺、運動麻痺の情報を得るために、安静時の状態を観察し、さらに触れて確認していきます。ここで、脳神経の支配を確認しておきましょう。顔面の痛覚、触覚、温度覚などの感覚機能は三叉神経によって支配されています。三叉神経は3つの知覚枝に分かれて第1枝は眼神経、第2枝は上顎神経、第3枝が下顎神経で、それぞれ特定領域を支配しています。また、感覚機能だけではなく部分的には運動機能として咀嚼筋の運動を支配しています。運動機能を主に支配するのは顔面神経です。顔の表情筋である額筋、眼輪筋、口輪筋の運動を支配します。では具体的に確認していきましょう。

1）顔面の運動麻痺（図3-1）

まず、安静時の顔貌をみてください。見つけやすい特徴として、麻痺側では鼻唇溝は消失し、口角が下がります。さらに、麻痺側の眼瞼は開大して健康側に比べて眼がやや大きく見えます。次に、額のしわの状態について確認しましょう。麻痺側ではしわが浅くなり、しわの間隔も伸びます。ただし、顔の上半分は大脳両側性の支配であるため、一側性核上性障害による顔面神経麻痺では額の運動麻痺は起こりません。しかし、一側性末梢性の顔面神経麻痺では額も麻痺が起こります。この区別をさらに明確にするために、眉を持ち上げるように指示をすると、中枢性麻痺では眉を持ち上げて額にしわを寄せることができますが、末梢性麻痺では麻痺側の眉が持ち上がりません。また、閉眼を指示すると前者では閉眼することができますが、後者ではできません。これらの情報から、顔面の片側上下全体が麻痺している時、顔面神経の末梢性障害であり、顔面の片側下半分が麻痺する場

図 3-1　顔貌の観察

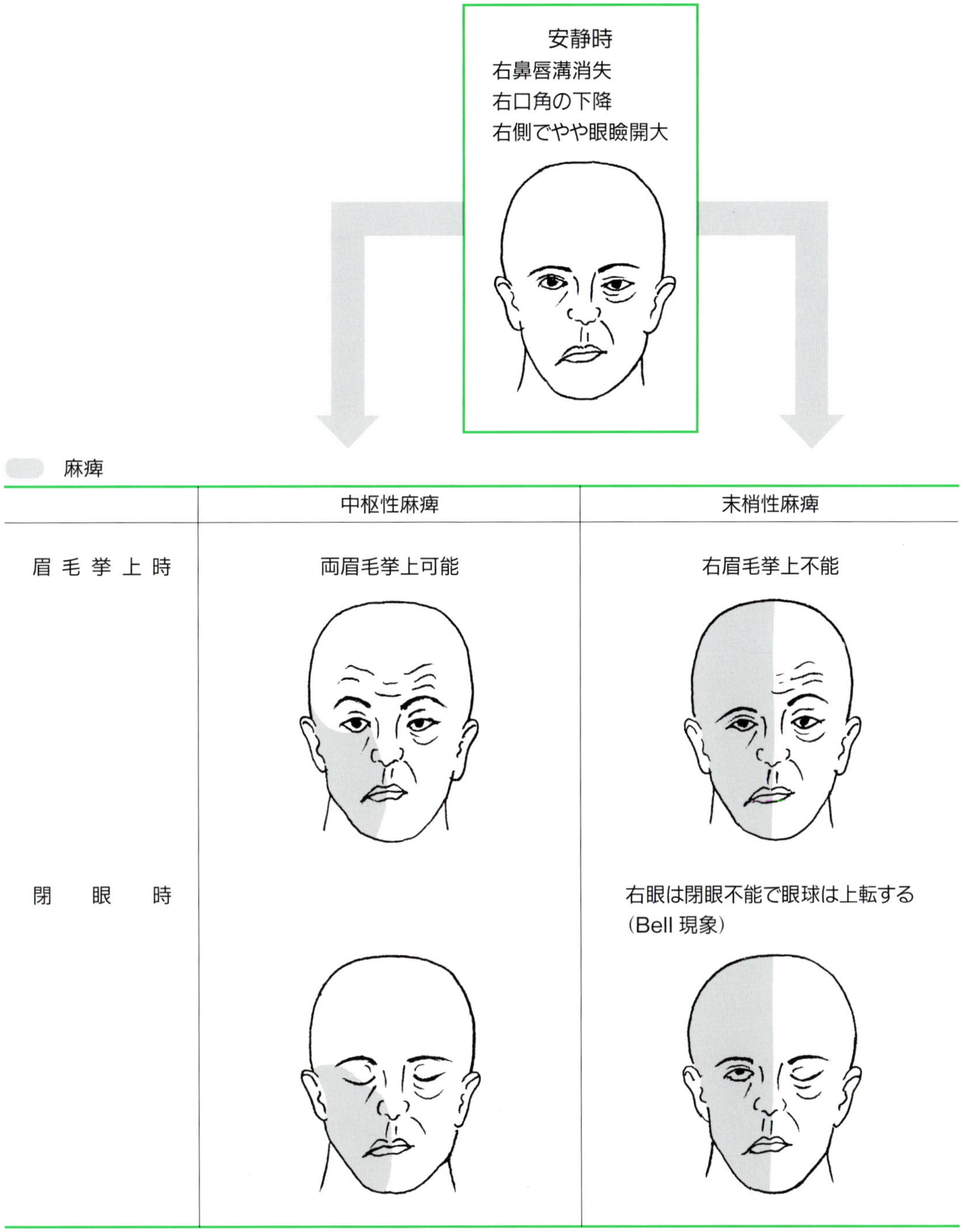

安静時
右鼻唇溝消失
右口角の下降
右側でやや眼瞼開大

麻痺

	中枢性麻痺	末梢性麻痺
眉毛挙上時	両眉毛挙上可能	右眉毛挙上不能
閉眼時		右眼は閉眼不能で眼球は上転する（Bell現象）

右顔面神経麻痺を示します。安静時には右鼻唇溝消失、右口角の下降が特徴的に観察できます。麻痺が中枢性か末梢性かは眉毛挙上と閉眼時に区別することができます。前額部は中枢性には両側性支配であるため、末梢性麻痺においてのみ左右差が現われます。

図 3-2 顔面の知覚神経支配

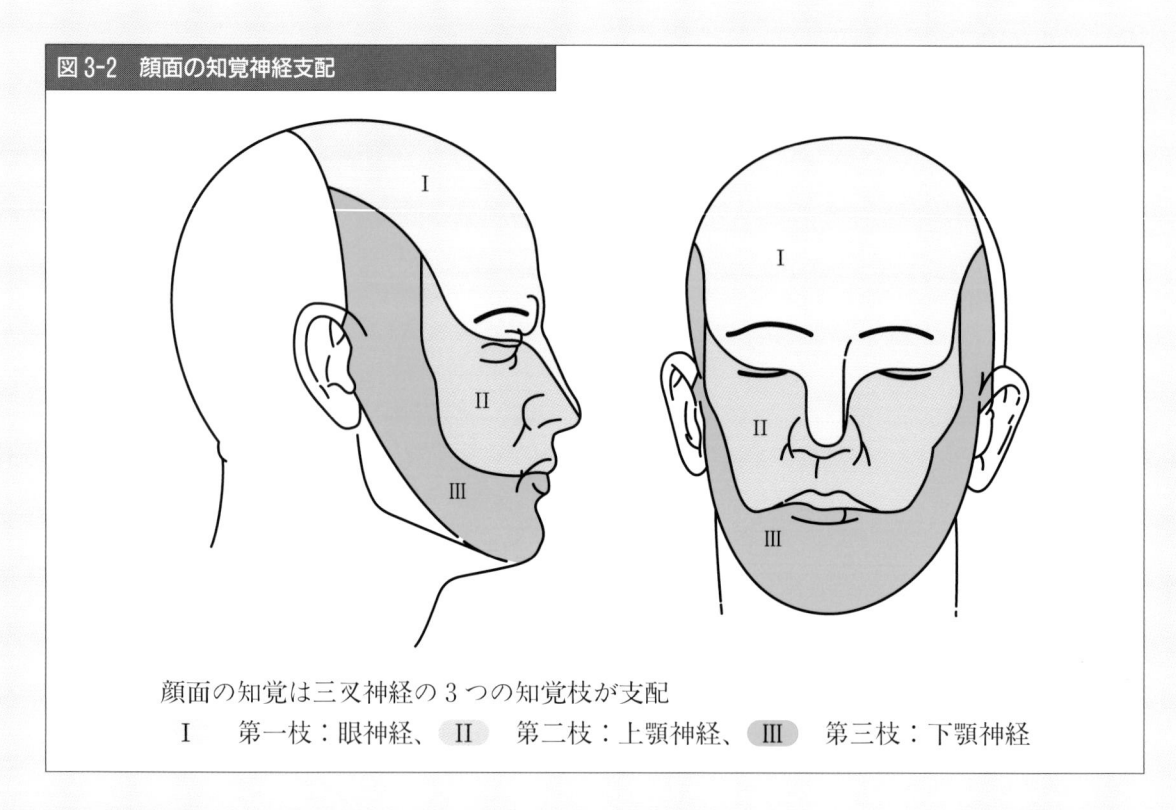

顔面の知覚は三叉神経の3つの知覚枝が支配
Ⅰ　第一枝：眼神経、Ⅱ　第二枝：上顎神経、Ⅲ　第三枝：下顎神経

合は、中枢性であって一側性核上性障害による顔面神経麻痺が考えられます。

2）顔面の感覚麻痺

次に、感覚機能を確認していきましょう。図3-2に示したように、三叉神経の3つの領域にそれぞれ触れた時、知覚があるかどうかを質問して確認してください。顔面の知覚麻痺が嚥下には関与しないようにも見えますが、そうではありません。要するに、同神経が支配する口腔粘膜の知覚も麻痺していることになりますから、後に述べる口腔内の観察時に顔面の知覚麻痺と併せて確認していくことになります。

2　会　話

会話をすることによって多くの情報が得られます。声を聞き、鼻声、嗄声あるいは湿声であるかを確認することによって軟口蓋の機能、声帯の状態が推測できます。さらに、構音について口唇音（パ行）、舌尖音（タ行）、奥舌音（カ・ガ行）が発音できるか否かを確認することによって、口唇の閉鎖や舌の機能が推測できます。

1）声

鼻声は軟口蓋による上咽頭部の閉鎖が不十分である場合にみられ、発声による気流が鼻腔へ抜けるために起こります。これに伴う症状として、唾液が鼻腔へ逆流することによって、下を向くと鼻水がたれる（唾液の逆流）症状なども現われます。この場合、軟口蓋の麻痺の状態を確認することが必要となりま

す。具体的には、後に述べる安静時の軟口蓋の位置やカーテン徴候を確認すること、嚥下反射の状態を確認することです。

嗄声は一側性の喉頭麻痺（迷走神経麻痺・反回神経麻痺）によって麻痺側の声門が動かないために、健側の声帯のみの動きによって生じる声です。この場合、声帯の閉鎖が不十分であるため、嚥下時に誤嚥しやすい状況となっています。

湿声は喉頭前庭に唾液や痰が貯留していることが考えられます。この場合、頸部を聴診することによって、その状況をより明確に観察することができます（図3-3）。

2）構　音

次に構音から得られる情報について考えましょう。構音できない音によって、おおまかに障害部位を推測することができます。つまり、構音できない音が「パ行」であれば口唇の動き、「タ行」であれば舌尖の動き、「カ・ガ行」であれば奥舌の動きに問題があることが予測できます。

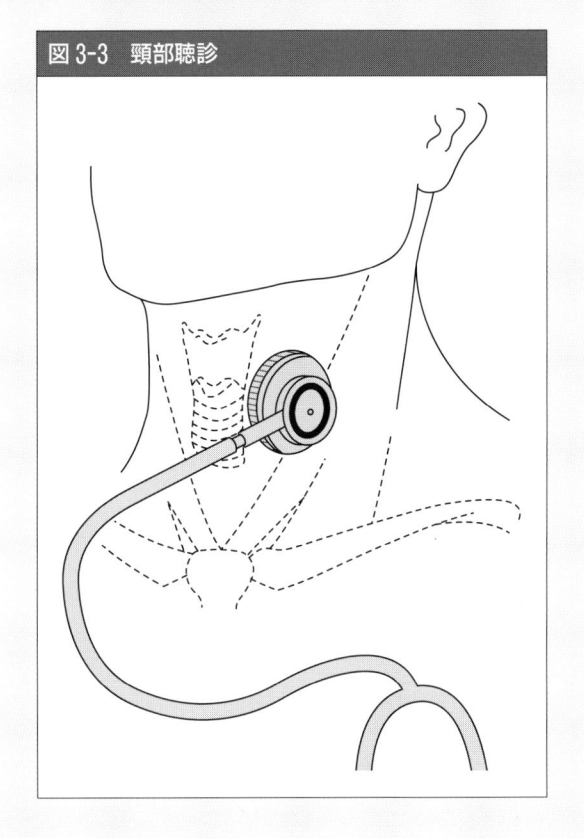

図3-3　頸部聴診

3　口　唇

最初に口唇閉鎖の状態を観察し、口唇を閉じて頬を膨らませることができるかを確認してください。麻痺側は口唇が不完全な閉鎖となり、頬を膨らませることが困難です。次に口唇の動きを確認します。口唇の横引き（イー）、突出（ウー）を指示して、麻痺の状態を確認しましょう。一側に麻痺がある場合、健側に偏位がみられます。

4　顎関節・口腔内

続いて、口腔内を観察しましょう。口をあけていただくことで顎関節の可動域がわかります。2～3横指を開口することができれば、顎関節の拘縮はありません。さらに、口臭・食物残渣・唾液分泌の状態を観察することができ、口腔内の汚染状況がわかります。食物残渣の貯留部位から三叉神経・顔面神経麻痺との関係を観察することができます。つまり、頬粘膜の知覚麻痺と頬筋の運動麻痺があって舌との協調運動がうまくいかない場合、麻痺側に食物残渣が貯留します。

図 3-4 舌萎縮の観察

A 両側の舌萎縮を伴う左右舌下神経麻痺

B 右側の舌萎縮を伴う右舌下神経麻痺

C 舌萎縮を伴わない右舌下神経麻痺

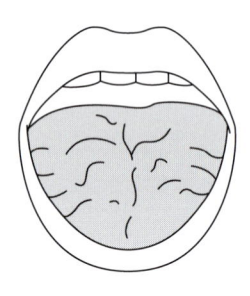

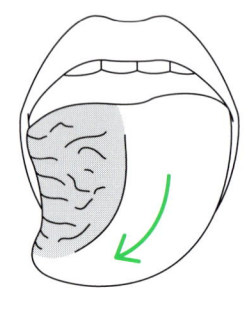

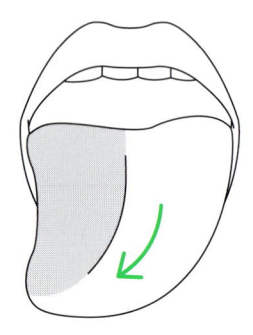

■ 麻痺側

球麻痺では両側の舌萎縮(A)を伴いますが、仮性球麻痺では舌萎縮はありません。末梢性の舌下神経麻痺では舌萎縮を呈します(B)。核上性の舌下神経麻痺では舌萎縮はありません(C)。

図 3-5 舌の観察

安静時　　　挺出時

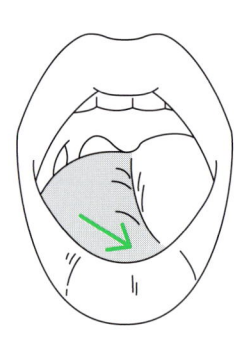

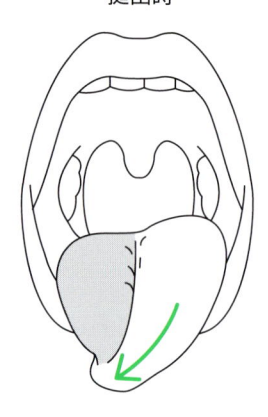

■ 麻痺側

右舌下神経（Ⅻ）麻痺の舌の状態です。安静時、舌が口腔内にある時（左図）には健側へ偏位します。舌を挺出させると患側へ偏位します。

5　舌

　舌筋の運動は舌下神経によって同側性に支配されていますから、左右差を確認することによって確認することができます。まず、安静時の舌の状態を確認しましょう。舌表面の凹凸によって舌萎縮を観察します（図3-4）。核下性舌下神経麻痺および球麻痺の場合には舌萎縮がみられますが、仮性球麻痺ではみられません。続いて、舌表面の乾燥状態によって唾液分泌の状態を観察し、舌苔があればその状態を観察します。

　次に、一側の舌下神経麻痺があれば、安静時の舌は健側に偏位します（図3-5）。さらに、舌を挺出させて観察すると、舌は麻痺側へ偏位します。具体的には、安静時には左に偏位し、舌の挺出時には右に偏位したとき、右舌下神経麻痺によって右側が麻痺していると考えられます。また、舌が動く範囲を確認します。舌の前後運動として門歯から前へ出るかどうか、左右の運動、上下の運動を確認していきます。

6　軟口蓋

　続いて、カーテン徴候を確認しましょう（図3-6）。これは、アーと発声させたときの咽頭後壁の動き、口蓋垂の偏位を観察します。一側に麻痺がある場合、咽頭後壁は健側にひかれ発声終了とともに正中位に戻ります。同様に健側の軟口蓋が挙上され口蓋垂は

図3-6　口峡部の観察：カーテン徴候

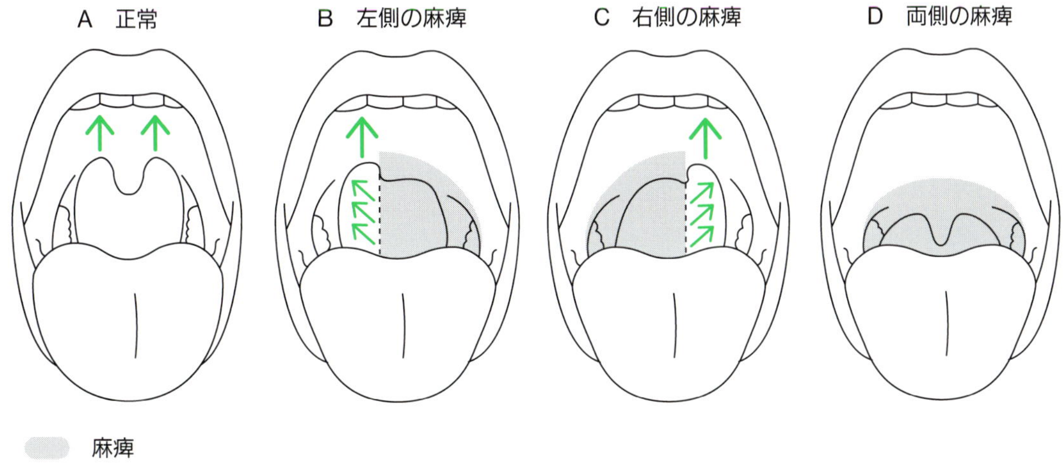

A　正常　　B　左側の麻痺　　C　右側の麻痺　　D　両側の麻痺

■ 麻痺

「アー」と発声させると口蓋垂は健側に引きよせられます。咽頭後壁も健側に引かれてあたかもカーテンをひいたようにしわが寄ります。発声が中断すると口蓋垂、咽頭後壁とも元の状態に戻ります。これは、舌咽神経（Ⅸ）、迷走神経（Ⅹ）の診査です。

健側に引き寄せられますが、発声終了とともに正中位に戻ります。両側が麻痺している場合、発声時に軟口蓋の挙上がみられません。

7　前口蓋弓

　まず、安静時の軟口蓋の状態を確認して下さい。次に舌圧子を使用して、まず前口蓋弓を片側ずつ上から下へ触れてください。健側では嚥下反射が起こるために、軟口蓋が挙上されます（図3-7）。この場合、嚥下反射の求心路が上喉頭神経、舌咽神経、三叉神経を介して嚥下中枢に達し、遠心路は迷走神経を介して咽頭収縮筋が収縮するものです。

8　口腔内知覚

　次に舌圧子で押して舌の反発を確認して舌の力を確認します。さらに、その舌圧子を使用して口腔内の知覚を確認しましょう。触覚について口唇・舌・頬粘膜・硬口蓋・軟口蓋の左右を確認していきます。温冷知覚については舌圧子を冷水あるいは温水に浸して温度を変化させて確認します。頬粘膜などは三叉神経が支配しますが、舌の前方2/3の味覚は顔面神経が支配し、軟口蓋・咽頭・舌の後方1/3の感覚と運動は舌咽神経が支配しています。さらに、迷走神経が軟口蓋・咽頭・喉頭の感覚と運動を支配します。

図3-7　嚥下反射の観察

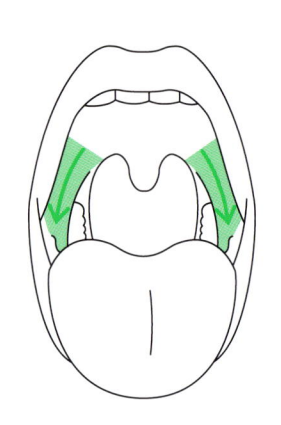

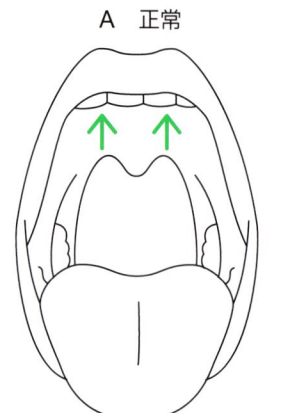

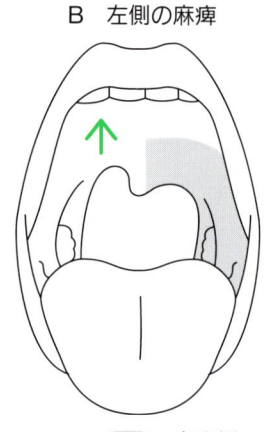

　A　正常
　B　左側の麻痺
　　　麻痺側

前口蓋弓（左図の　　）を片方ずつ舌圧子を使用して上から下へ刺激します。
Aは正常で、左右対称に垂直上方向へ軟口蓋が挙上します。
Bは左側の麻痺で、健側のみ挙上されます。

9　喉頭

次に、唾液を飲み込むように指示して喉頭挙上までの時間、喉頭運動のなめらかさ、ムセの有無を観察するとともに、頸部を聴診します（図3-3）。唾液では嚥下することがむずかしい場合には5ml以下の水を利用して同様に確認します。

10　全身状態

主観的情報から得ることができますから、実際に血圧、脈拍数、呼吸数、体温、体重を測定します。さらに、胸部を聴診して呼吸音を観察します。誤嚥を繰り返している場合、呼吸音にラ音が聴取されます。

表 3-3　客観的情報の収集

部位	観察項目	観察ポイント	判断：正常・異常
顔貌	額の皺の左右差	眉毛挙上時に一方の額のしわが浅く広いか	なし・あり（右・左）
	眼瞼の閉眼状態	一方の眼瞼の閉鎖困難であるか	なし・あり（右・左）
	鼻唇溝の左右差	一方の鼻唇溝が浅いか	なし・あり（右・左）
	口角の左右差	一方の口角が下がるか	なし・あり（右・左）
会話	声	鼻にかかった声になるか	なし・あり
		かすれた声になるか	なし・あり
		がらがら声になるか	なし・あり
	構音	パ行が発音できるか	できる・できない
		タ行が発音できるか	できる・できない
		カ・ガ行が発音できるか	できる・できない
口唇	閉鎖	口唇を閉じて頬を膨らませることができるか	できる・できない
	横引き（イー）	「イー」と発音するように口角を引くことができるか	できる・できない
	突出（ウー）	口唇が突出できるか	できる・できない
顎関節	開口	開口ができるか	できる・できない
口腔内	汚染状況	食物残渣が歯と頬の間にあるか	なし・あり（右・左）
		食物残渣が舌の上にあるか	なし・あり
		食物残渣が口腔底にあるか	なし・あり
	口臭	口臭があるか	なし・あり
舌	凹凸	舌に凹凸があるか	なし・あり（右・左）
	舌苔	舌苔があるか	なし・あり（右・左）
	乾燥	乾燥しているか	なし・あり
	安静時の左右差	安静時：口を開いた時に片側への偏位があるか	なし・あり（右・左）
		舌を挺出させたときに片側への偏位があるか	なし・あり（右・左）

問題状況	アセスメント
麻痺側で浅く間隔が伸びる 麻痺側で眼瞼閉鎖困難（末梢性麻痺） 麻痺側で鼻唇溝は浅くなる 麻痺側で口角は下がる	末梢性顔面神経麻痺では一側顔面の上下全体が麻痺 中枢性顔面神経麻痺では一側顔面の下半分が麻痺
鼻声：鼻にかかった声になる 嗄声：かすれた声になる 湿声：ががらがら声になる	軟口蓋・咽頭後壁による鼻咽腔閉鎖が不十分である可能性 一側性喉頭麻痺の可能性 喉頭前庭に唾液や痰が貯留している可能性
口唇音（パ行）が発音できない 舌尖音（タ行）が発音できない 奥舌音（カ・ガ行）が発音できない	口唇運動の問題：口唇を閉じることができない可能性 舌運動の問題：舌尖が上顎門歯の裏に付着しない可能性 舌運動の問題：奥舌が硬口蓋に密着しない可能性
麻痺側は不完全閉鎖 健康側に偏位 健康側に偏位	顔面神経麻痺
開口の程度が1横指未満・1横指・2横指・3横指	3横指開口できれば顎の拘縮はない
食物残渣が歯と頬の間に貯留 食物残渣が舌の上に貯留 食物残渣が口腔底に貯留 口臭あり	頬粘膜の知覚麻痺と頬筋の運動麻痺があり、舌との協同がうまくいかない場合、麻痺側の頬内側に貯留しやすい 舌の上、口腔底に食物残渣がある場合は、舌の後方運動に問題がある可能性 口腔・咽頭内に食物残渣がある可能性
舌全体に凹凸 左半分に凹凸 右半分に凹凸	核性舌下神経麻痺による舌萎縮に伴う舌の凹凸 核下性左舌下神経麻痺による舌萎縮に伴う舌の凹凸 核下性右舌下神経麻痺による舌萎縮に伴う舌の凹凸
舌苔がある	麻痺側のみ舌苔が見られる症例もある
乾燥している	光沢なく乾燥の状態：唾液分泌が減少している可能性
安静時には健側へ偏位 挺出時には麻痺側へ偏位	安静時には左、挺出時は右へ偏位：右が麻痺側（右舌下神経麻痺） 安静時には右、挺出時は左へ偏位：左が麻痺側（左舌下神経麻痺）

（次頁へつづく）

表 3-3　（つづき）

部位	観察項目	観察ポイント	判断：正常・異常
舌	運動	舌を門歯から前に出したり、ひっこめることができるか	できる・できない
		舌で左右の口角をなめることができるか	できる・できない
		舌尖で硬口蓋と下顎切歯の裏側を交互に触れることができるか	できる・できない
軟口蓋	カーテン徴候	「アー」と発声させたときに軟口蓋が挙上するか	あり・なし
		「アー」と発声させたときに軟口蓋が左右対称に挙上するか	対称・非対称（右・左）
		「アー」と発声させたときに咽頭後壁が一側に偏位するか	なし・あり（右・左）
前口蓋弓	嚥下反射	一方の（右・左）の刺激したとき軟口蓋が挙上するか	あり・なし（右・左）
口腔内知覚	舌	舌前部 2/3 の感覚（触覚・温覚）があるか	あり・なし（右・左）
		舌後部 1/3 の感覚（触覚・温覚）があるか	あり・なし（右・左）
	口唇	口唇の感覚（触覚・温覚）があるか	あり・なし（右・左）
	頬粘膜	頬粘膜の感覚（触覚・温覚）があるか	あり・なし（右・左）
	軟口蓋全面	軟口蓋の感覚（触覚・温覚）があるか	あり・なし（右・左）
	口腔底	口腔底の感覚（触覚・温覚）があるか	あり・なし（右・左）
喉頭	喉頭運動	「はい、つばを飲み込んで下さい」と指示をしてから喉頭が挙上するまでの時間は 1 秒以上かかるか	1 秒以内・1 秒以上
頸部	頸部呼吸音	嚥下後に頸部（輪状軟骨直下、気管外側上皮膚）を聴診して、湿性音や液体の振動音があるか	なし・あり

表の活用方法
　1) 観察項目の欄に表わした項目を中心に右に進み、観察ポイント、判断、問題状況、およびアセスメントを確認して下さい。
　2) 判断の欄では、2種類の判断を併記しました。左側に○印がつけば、観察結果が正常であったことを表わします。右側に○印がついた場合は問題があることを表わします。その場合は問題状況、アセスメントへと進んで下さい。

問題状況	アセスメント
門歯内から突出不可	両側が麻痺：仮性球麻痺では舌萎縮を伴わないが球麻痺では舌萎縮を伴う
左右の口角に舌尖が触れない	舌の運動障害の可能性
舌尖で硬口蓋と下顎切歯に触れない	舌の運動障害の可能性
軟口蓋が挙上しない	軟口蓋の両側性麻痺：鼻声・鼻腔への液体の逆流もあり
口蓋垂が右に引かれる	左軟口蓋麻痺　軟口蓋の一側性の麻痺：機能障害はあっても軽微
口蓋垂が左に引かれる	右軟口蓋麻痺
咽頭後壁が右に偏位	左が麻痺側
咽頭後壁が左に偏位	右が麻痺側
刺激を繰り返しても軟口蓋が全く挙上しない	嚥下反射消失
刺激を繰り返すと軟口蓋が挙上する	嚥下反射減弱／遅延
舌前部2/3の感覚がない	舌前部2/3：三叉神経第三枝の枝である舌神経麻痺の可能性
舌後部1/3の感覚がない	舌後部1/3：舌咽神経麻痺の可能性
口唇の感覚がない	口唇：三叉神経麻痺の可能性
頬粘膜の感覚がない	頬粘膜：三叉神経麻痺の可能性
軟口蓋の感覚がない	軟口蓋：舌咽神経麻痺の可能性
口腔底の感覚がない	口腔底：三叉神経麻痺の可能性
喉頭挙上に1秒以上かかる	喉頭挙上に関連する筋力の低下の可能性など
湿性音や液体の振動音がある	喉頭前庭や梨状陥凹に唾液などが貯留している可能性

第3章 嚥下障害のフィジカルアセスメント

情報からのアセスメント

　ここまで一般的情報、主観的情報、客観的情報を収集してきました。これを振り返ってみましょう。

　まず、患者の訴え（主訴）に基づいて関連した一般的情報を質問しました。その回答から患者の嚥下における問題を推論しながら、さらに質問することによって主観的情報を収集しました。この過程は、患者の嚥下の問題に関する大まかな地図を作ってきたことになります。次に、客観的情報を収集することによって、その地図を1つひとつ確かめていくことになります。

　さあ、これらの情報を統合してフィジカルアセスメントを行ないましょう。基本的な考え方は、正常な嚥下機能と比較して、どこが障害されているのかをここまで収集してきた情報から判断します。嚥下障害の病態を明らかにすることによって、嚥下訓練の適用を判断することになります。

1　嚥下障害の病態の復習

　まず、正常な嚥下を復習しましょう。第1章の図1-14（20頁）に準備期、口腔期、咽頭期、食道期の順に正常な嚥下がどのように進行するかについて、関連図としてその概略を表わしました。また、図1-13（19頁）はそのときの口腔内保持と咽頭期嚥下の様子を図示したものです。よく復習して下さい。では、正常な嚥下の過程においてどのような障害が起こりうるでしょうか。また、その結果どのような問題が引き起こされるのでしょうか。それを、関連図として表わしたのが図1-16（23頁）です。嚥下の各期別にどのような機能の障害が起こるとどのような嚥下の問題に至るのかを確認してください。収集した主観的情報、客観的情報と組み合わせてみましょう。

1）準備期・口腔期

　食塊形成の問題、舌運動の問題が大きく関与します。口腔内に食塊を保持することができずに、嚥下運動の前に咽頭流入がみられたり、舌の運動障害によって口腔内に食塊が残留します。咽頭流入は嚥下前誤嚥にもつながります。

　さて、口腔内に食物が残る訴えはありましたか、それとも水が流れ込んでむせる訴えはありましたか。頬筋、舌可動部、軟口蓋の知覚・運動機能はどうでしたか。図1-16をみながら、収集した情報と見比べてください。

2）咽頭期

　嚥下圧形成の問題、咽頭クリアランスの問

題、誤嚥の問題が大きく関与します。嚥下圧形成の問題には舌口蓋閉鎖不全、鼻咽腔閉鎖不全、舌根の後方運動不足があります。咽頭クリアランスの低下には、咽頭壁蠕動様運動減弱と食道入口部開大不全が関与します。咽頭壁の上から下への蠕動様運動が起こり、食道上部括約筋が弛緩・開大して食塊が咽頭から食道へ送り込まれます。この咽頭クリアランス能が低下すると、食塊は喉頭蓋谷、左右の梨状陥凹、喉頭前庭に残留します。この状態で嚥下運動後に吸気が続くと誤嚥の問題につながります。さらに、誤嚥の問題は、咽頭期惹起遅延、喉頭挙上の不足、喉頭閉鎖不全が関与します。

さて、嚥下圧の低下を予測させるような、水分が鼻に逆流する、食後のどに食べ物が残る感じがある、食後にむせるなどの訴えはありましたか。奥舌音といわれるカ行ガ行の発音は聞き取れましたか。舌の運動の状態はどうでしたか。カーテン徴候はありましたか。頸部の聴診の結果呼吸音は清明でしたか。図1-16をみながら、収集した情報を見比べてください。

3）食道期

食道期では、食道蠕動運動低下の問題と食道上部下部括約筋の問題が大きく関与します。その結果、胃食道逆流につながります。

さて、胸やけがする訴えはありましたか。口に酸っぱいものが上がってくる訴えはどうでしょうか。図1-16をみながら、収集した情報と見比べてください。

2　嚥下障害に関する情報と嚥下訓練（表3-4）

　嚥下障害に関する情報と適用される嚥下訓練について、一覧表として表3-4にまとめました。嚥下運動の項に正常な嚥下の過程を順序だてて記し、これに対する観察ポイント・主観的情報・客観的情報・VF検査・嚥下障害の病態、適用される嚥下訓練を横に整理しました。主観的情報、客観的情報では、問題となる情報を示し、VF所見の項では、これらの情報が呈する所見を、食塊の動きに基づく所見と器官の動きに基づく所見に分けて記しました。嚥下障害の病態の項では、その問題となる情報が何を表わすのかを記しています。さらに、基礎的訓練、代償的訓練として、その嚥下障害の病態に対して適用される訓練を記しました。訓練の方法は第4章で詳しく述べてあります。

　さて、表3-4をながめて具体的に試してみましょう。準備期の3）口腔内保持の状態について確認しましょう。口腔内保持は、舌根が挙上し軟口蓋とともに舌口蓋閉鎖し、咽頭に食物が落ち込むのを防いでいます。右横の観察ポイントでは「奥舌音（カ・ガ）の構音機能」が記されています。これまで収集した情報ではどのような結果でしたか。奥舌音が聞き取りにくかったり、飲み込もうとする前にむせる情報があれば、口腔内保持不良による咽頭流入を確認する必要があります。VF検査が実施されたときの所見は、口に造影剤を入れるとすぐに咽頭へ流れ込む所見（咽頭流入）があったり、舌・口蓋の閉鎖不良や舌運動の減弱の所見がみられます。この場合の訓練として、基礎的訓練では「舌の運動」「奥舌音の構音訓練」が、代償的訓練としては「頸部前屈位」が該当します。

　同様にして、収集した情報を整理して、嚥下の過程のどこに問題があるのか確認してください。さらに、適用される訓練に結びつけてください。

表 3-4　嚥下障害に関する情報と嚥下訓練

嚥下運動	観察ポイント	主観的情報	客観的情報
準備期			
食物を咀嚼し、食塊を形成 1) 口腔内に食物を取り込む（捕食）	顎関節の運動機能	口が開けにくい/開かない	顎関節の開閉の制限
2) 口唇閉鎖	頬筋の運動機能		顔面神経麻痺（麻痺側は鼻唇溝が浅い等）
	口唇の運動機能	流涎（よだれ）がこぼれる 口から食べ物がこぼれる	口角からの唾液などの漏れ 口唇の開閉の制限/減弱
	口唇音（パ・マ）の構音機能	口唇音の発音が不明瞭	口唇音の発音が不明瞭
3) 舌根が挙上し軟口蓋とともに舌口蓋閉鎖し、咽頭に食物が落ち込むのを防ぐ（口腔内保持）		飲み込もうとする前にむせる	
	奥舌音（カ・ガ）の構音機能	奥舌音の発音が不明瞭	奥舌音の発音が不明瞭
4) 食物を咀嚼	歯の咬合の状態 咀嚼運動（顎関節の上下・回旋運動）機能	噛み合わせが悪い 噛むことができない食べ物がある	歯の咬合不正 咀嚼運動（顎関節の上下・回旋運動）の制限/減弱
5) 頬筋と舌筋を用い食塊を形成	舌の運動（突出・後退、左右、上下）機能	口の中に食べ物が広がる	舌運動の制限/減弱
	舌尖音（タ・ダ・ナ・ラ） 頬筋の機能	舌尖音の発音がしにくい 歯列の外側に食物がたまる	舌尖音の発音が不明瞭 歯と頬の間に食物残渣がたまる
	唾液の分泌機能	口の中がぱさぱさする	耳下腺・顎下腺の分泌減少
口腔期			
食塊を口腔から咽頭に送り込む 1) 舌中央部が硬口蓋に向けて挙上し、舌根部が後上方に移動することによって食塊を後方に送り込む	口腔内の知覚機能		口腔内の知覚機能低下
	舌の運動機能	食物がいつまでも口の中に残る 食物が舌上や舌下に残る	舌運動の制限/減弱 舌の上や口腔底に食物残渣がある
	舌尖音（タ・ダ・ナ・ラ） 奥舌音（カ・ガ）の構音機能	舌尖音・奥舌音の発音が不明瞭	舌尖音・奥舌音の発音が不明瞭

食塊の動きに基づくVF所見	器官の動きに基づくVF所見	嚥下障害の病態	基礎的訓練	代償的訓練
	顎関節の開口不良	顎の開口障害	顎の運動	
食塊が口腔外に流出		流涎 口唇閉鎖不全	頬の運動 アイスマッサージ（C2～C3） 口唇運動 口唇音の構音訓練 ブローイング	
咽頭流入	舌・口蓋の閉鎖不良 舌運動の制限・減弱	口腔保持不良による咽頭流入	舌の運動 奥舌音の構音訓練	頸部前屈位
	顎関節運動の制限/減弱	咀嚼運動障害	顎の運動	食物形態の工夫
食塊が口腔内で広がる	舌運動の制限/減弱	舌運動障害 食塊形成不全 唾液分泌低下	舌の運動 舌尖音の構音訓練 頬の運動 口腔内保清	
口腔内に食塊残留	舌・口蓋の閉鎖不良 舌運動の制限/減弱	口腔内の知覚機能低下 舌運動障害 舌根後方運動障害	口腔内保清 口腔内のアイスマッサージ 舌の運動 舌尖音・奥舌音の構音訓練	30～60°仰臥位 頸部後屈位 低粘度の液体

（次頁へつづく）

表 3-4 （つづき）

嚥下運動	観察ポイント	主観的情報	客観的情報
咽頭期			
嚥下反射によって食塊を咽頭から食道に送り込む 1）嚥下反射	嚥下反射	食物がなかなか飲み込めない（固形物より水分の方が飲みにくい） 飲み込もうとする前にむせる	嚥下反射の遅延/減弱・消失
2）軟口蓋が上後方に挙上し、同時に咽頭後壁が隆起し、上咽頭と中咽頭を遮断	軟口蓋の運動機能	食物や水分が鼻に逆流する	開鼻声 下を向くと鼻水がでる カーテン徴候
3）咽頭壁が上方から下方への蠕動様運動		食後、のどに食物が残る感じがする	
4）舌骨が前上方に移動			
5）喉頭が挙上し、喉頭蓋が喉頭を閉鎖	喉頭運動（喉頭挙上の高さ、時間等）機能 嚥下中のむせ	食物がなかなか飲めない 飲み込むときにむせる	喉頭挙上の制限/遅延
6）声門が閉鎖		声が嗄れる 飲み込むときにむせる	嗄声
7）喉頭蓋に達した食塊は、左右の梨状陥凹を経て食道入口部へ移動	咽頭残留感 嚥下後の湿性嗄声	食物がのどに引っかかる 食物がのどに残る感じがする 食後にがらがら声に変わる	頸部聴診により、湿性音、嗽音、液体の振動音など 湿性嗄声
8）上部食道括約筋が弛緩し食道入口部が開大し、圧勾配により食塊が食道へ移動	嚥下後のむせ	飲み込んだ後にむせる	
食道期			
食塊を食道から胃に送り込む 1）上部食道括約筋が収縮し食塊が逆流しないように食道入口部を閉鎖	食後の逆流	酸っぱい液や食べ物が胃からのどに戻ってくる 胸やけがする	
2）蠕動運動により食塊を下方へ移動		食べ物が胸につかえる	
3）下部食道括約筋は弛緩し、食塊が胃に移動した後に収縮			

食塊の動きに基づくVF所見	器官の動きに基づくVF所見	嚥下障害の病態	基礎的訓練	代償的訓練
喉頭侵入、誤嚥（嚥下前）	喉頭挙上遅延	咽頭期惹起遅延	OE法 前口蓋弓のアイスマッサージ think swallow（嚥下の意識化）	高粘度の液体・ペースト 頸部前屈位
鼻咽腔に食塊逆流	軟口蓋挙上不良	鼻咽腔閉鎖不全（軟口蓋麻痺）	ブローイング	
咽頭クリアランスの低下		一側性の咽頭麻痺		患側へ頸部回旋 中粘度の液体
	舌骨挙上の制限	舌骨挙上の障害		
喉頭侵入、誤嚥（嚥下中） 喉頭侵入、誤嚥（嚥下中）	喉頭挙上の制限 喉頭閉鎖不良	喉頭挙上の障害 喉頭閉鎖不全 嚥下と呼吸の協調性の問題	メンデルゾーン手技 声門上（息こらえ）嚥下 声門上（息こらえ）嚥下	中粘度の液体 頸部前屈・回旋 高粘度の液体やペースト
	声門閉鎖不良	声門閉鎖不全（喉頭麻痺）	声門内転訓練 声門上（息こらえ）嚥下	頸部回旋位
喉頭蓋谷に食塊が残留 梨状陥凹に食塊が残留 喉頭前庭に食塊が残留	舌根後方運動不良	喉頭蓋谷に食塊が残留 梨状陥凹に食塊が残留 喉頭前庭に食塊が残留		頸部前屈位 患側へ頸部回旋 交互嚥下
梨状陥凹に食塊が残留 咽頭クリアランス低下 喉頭侵入、誤嚥（嚥下後）	喉頭挙上の制限 食道入口部開大不良	食道入口部開大不全（輪状咽頭筋弛緩不全）	メンデルゾーン手技	頸部回旋位 低粘度の液体
胃食道逆流	食道入口部閉鎖不良	胃食道逆流		体幹を起こす 食後座位にする
		食道蠕動運動が低下		

文　献

1）鎌倉やよい，岡本和士，杉本助男：在宅高齢者の嚥下状態と生活習慣．総合リハビリテーション，26(6)，581-587，1998．
2）藤島一郎：第3章　検査と診断（評価）I　疑診から診断へ．日本嚥下障害臨床研究会（監）嚥下障害の臨床―リハビリテーションの考え方と実際，第1版，pp. 74-77，医歯薬出版，1998．
3）Sonies, B.C., Parent, L.J., Morrish, K., et al.: Durational aspects of the oral-pharyngeal phase of swallow in normal adults. Dysphagia, 3, 1-10, 1988.
4）Nathadwarawala, K.M., Nicklin, J., Wiles, C.M.: A timed test of swallowing capacity for neurological patients. Journal of Neurology, Neurosurgery, and Psychiatry, 55, 822-825, 1992.
5）Frederic, M.G., Ott, D.J., Grishaw, E.K., et al.: Functional abnormalities of the pharynx: A prospective analysis of radiographic abnormalities relative to age and symptoms. American Journal of Roentgenology, 166, 353-357, 1996.
6）Smithard, D.G., Dias, R.: Subjective swallowing difficalties following stroke: A questionnaire survey. Clinical Rehabilitation, 11, 350-352, 1997.
7）今野昭義，伊藤永子，岡本美孝：老人の唾液腺機能．設楽哲也（編）耳鼻・頭頸部MOOK 12・老年者と耳鼻咽喉科，pp. 151-160，金原出版，1989．
8）稲木匠子，丘村煕，森敏裕：食道透視と嚥下圧測定よりみた咽喉頭異常感症の嚥下機能．耳鼻咽喉科臨床補，23，40-45，1988．

第4章

嚥下訓練

　嚥下障害を改善するための訓練は、食物を用いないで行なう方法と、食物を用いて行なう方法に大別されます。リハビリテーション領域では、障害は機能障害（impairment）、能力障害（disability）、社会的不利（handicap）の3つのレベルで捉えられますが、本章では機能障害、能力障害に対するアプローチに焦点をあてて、食物を用いないで行なう訓練を述べていきます。ここで用いる基礎的訓練とは機能障害に対するアプローチであり、代償的訓練とは能力障害に対するアプローチです。

　それぞれの訓練ごとに、効果・適応・不適応・方法・効果の観察について述べました。それに加えて、効果の実証欄を設けました。これは、訓練の効果に関する研究論文や臨床報告を検討し実証された結果をまとめました。興味のある方は、是非それらを読んで学習を深めていただき、より効果的な訓練方法の工夫や開発に努めて下さい。

第1項　基礎的訓練

1. 口腔内保清
2. Think Swallow（嚥下の意識化）
3. アイスマッサージ（thermal stimulation）
4. 頸部・肩部の運動
5. 顎の運動
6. 頬の運動
7. 口唇の運動
8. 舌の運動
9. 構音訓練
10. ブローイング
11. 声門内転訓練
12. 声門上嚥下（息こらえ嚥下）（supraglottic swallow）
13. OE法
    （間欠的経口食道経管栄養法）

第2項　代償的訓練

1. 食物形態による代償
2. 体位による代償：体幹姿勢による代償
   1) 30～60度仰臥位
   2) 患側を上に、健側を下にした側臥位
3. 体位による代償：頸部姿勢による代償
   1) 頸部前屈位
   2) 頸部後屈位
   3) 頸部回旋位
   4) 頸部側屈位
   5) 下顎突出位

第4章　嚥下訓練

基礎的訓練

　基礎的訓練とは、機能障害に対する直接的なアプローチであり、嚥下障害や嚥下障害に関連する誤嚥・肺炎のリスク状態に対するアプローチといえます。したがって、基礎的訓練には、低下した嚥下関連諸筋群の筋力増強訓練、嚥下反射の誘発・強化のための訓練、嚥下と呼吸の協調のための訓練などがあります。嚥下諸器官が同時に発声発語器官であるため構音訓練が含まれます。嚥下障害に関連する誤嚥性肺炎の予防からは、口腔内清拭、Think Swallow などがあります。また、基礎的訓練として喉頭挙上を促すメンデルゾーン手技が知られていますが、その手技の習得は難しいことからここでは取り扱いません。

　基礎的訓練は、食物を使わないため誤嚥、窒息といった危険性が少なく、早期からの訓練が可能ですが、原則として、脳卒中患者では、急性期（意識レベルが JCS Ⅲ で循環動態が不安定な期間）、口腔・咽頭癌手術後では創傷治癒に必要な期間（手術直後から 7～10 日）や移植皮弁の血行を保持するために頸部の安静が必要な期間は、口腔内清拭のみを実施します。意識レベルが JCS Ⅱ になったり、創傷が治癒された後は、嚥下のどの期にどのような障害が起こっているのかアセスメントされた結果から基礎的訓練を計画し、実施していきます。

　嚥下関連諸筋群の筋力増強訓練などに関しては理学療法士に、構音訓練等に関しては言語聴覚士、口腔内清拭に関しては歯科衛生士というように他の専門職種と連携して訓練を進めていきましょう。

嚥下訓練　　基礎的訓練

1　口腔内保清

効　果

1) 口腔内の食物残渣や唾液による誤嚥性肺炎を予防する。
2) 口腔内の知覚機能を高める。
3) 口腔内を刺激し唾液の分泌を促す。
4) 口腔・咽頭癌手術後の口腔創の感染を予防する。

適　応

すべての患者
1) 脳卒中患者では急性期から施行する。
2) 口腔・咽頭癌手術後においては、手術直後から7〜10日間ぐらいは健側部に、それ以降は患側・健側部の両方に施行する。ただし、患側部への適応は医師の確認を受けること。

方　法

1) 口腔内保清を行なう際の体位

●臥位で行なう場合
　片麻痺患者では健側を下にした側臥位の状態で行ない（援助者は健側で介助する）、洗浄液などを誤嚥しないようにする。

（左側麻痺の場合）
健側(右)を下にする

●半座位（ファーラー位）で行なう場合
　誤嚥の疑いのある場合、臥位の時とは逆に頸部を患側に向けて（援助者は患側で介助する）、患側の咽頭部を狭くし誤嚥の危険を少なくする。

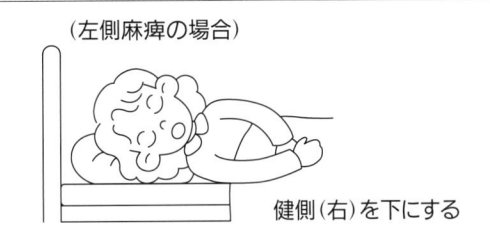

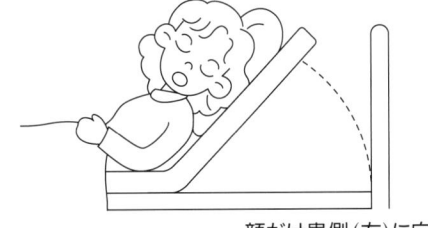

（左側麻痺の場合）
顔だけ患側(左)に向ける

2) 使用物品の違いによる口腔内保清方法

●歯清掃器具による方法（歯ブラシによる機械的清掃）
　歯牙（外側、内側、噛みあわせの面）は、歯ブラシ（やわらかめ）を使用して磨く。歯

嚥下障害ナーシング 83

頸部は、軽く歯ブラシの毛先をあて、横に細かく動かす。

● 清拭（綿棒やスポンジによる機械的清掃）

　口腔粘膜、歯肉、舌、頬内側は、適量の含嗽水やポビドンヨード液（イソジンガーグル®）の15〜30倍の希釈液をつけた綿棒やスポンジで清拭する。

● 含嗽（口に含んだ水溶液の水流による物理的清掃）

　ポビドンヨード液（イソジンガーグル®）の15〜30倍の希釈液を口に含み、ぶくぶくと含嗽を4〜5回行なう。含嗽の後は、咽頭部に残留した水を排出させるために咳払いを2〜3回行なう。

　ただし、意識障害、食物を口腔内に保持できない、誤嚥の疑いのある患者には行なわない。

● 洗浄（洗浄液の水流による物理的清掃）

　吸い飲み、洗浄ボトルのような物品を使用して口腔内を洗浄する。

　洗浄液による誤嚥の恐れがある患者は、吸引しながら行なう。

効果の観察

1）歯垢の有無、程度
2）奥歯と頬の間、口腔底などにおける食物残渣の有無、程度
3）舌苔の付着部位と程度
4）口腔粘膜・歯肉・舌の色、出血、腫脹
5）口臭の有無
6）口腔内の知覚の有無、程度
7）口腔・咽頭癌手術後では、口腔内・頸部の創部や移植皮弁の色、腫脹など

その他

　下咽頭への唾液や食物残渣の貯留は、誤嚥の危険があるため、下咽頭の貯留物を吸引、咳嗽、含嗽などにより除去し、清潔にする必要性がある[1]。

| 嚥下訓練 | 基礎的訓練 |

効果の実証

　口腔内保清の効果として、誤嚥性肺炎の予防が実証されています。目黒ら[2]は、1％ポビドンヨード液を使用した咽頭清拭・含嗽と食後2時間の座位保持が施行されたベッド臥床の老人23名が、コントロール群17名に対し有意に不顕性誤嚥による発熱日数が減少したと報告し、同様に米山[3]も、呼吸器感染症による発熱日数が有意に減少したと報告しています。さらに、弘田[4]は、プロフェッショナルオーラルケアにより5か月後に咽頭部の細菌叢（総細菌数、レンサ球菌数）が有意に減少したと報告しています。

2　Think Swallow（嚥下の意識化）

効　果

　飲み込みの際に、周囲の状況に注意をそそがれることなく、今まで慣習動作として行なってきた咀嚼、嚥下に関する一連の動作を、1つずつ意識しながら進めることにより、嚥下運動を強固にし誤嚥を起こさないようにする。

適　応

1) 注意障害のある患者
2) 高齢者

不 適 応

　随意的に食塊を咽頭に送り込むことが障害されている場合は、意識するとかえって飲み込みにくいことがある。

方　法

- 患者自身が咀嚼から嚥下までの一連の動作を1つずつ意識しながら行なうことができるように説明し、実行してもらう。
　例えば
　　〝ゆっくりと食物を口に含み、口に取り込みきったら唇を閉じます。歯でよく嚙み、嚙み終えたら舌をゆっくり押し上げながらのどの奥の方へ送ります。少し頭を引いて飲み込み、ゆっくり息を吐きます。″
- 嚥下することに集中できる環境にする。
　①テレビを消したり、周囲の騒音をできるだけ少なくするなど静かな環境に整える。
　②排泄物などの臭いなどがないような環境に整える。
　③患者が興味を引くような物を食事するテーブルの近くに置かない。
　④介助者は、患者をせかしたり不用意に話しかけたりしない。特に食べ物が口の中に入っているときは話しかけない。
- 患者自身の注意散漫の原因、例えば義歯の不適合などを探し、除去する。

注　意

　Think Swallowの訓練に慣れてからは、訓練であってもできるだけ他の患者や家族と一緒に食事をとることが大切であり、患者1人だけ孤独に食事をとらせるようなことがないようにする。

効果の観察

1) 咀嚼から嚥下までの一連の動作を、ゆっくり意識しながら行なうことができているか
2) 誤嚥の有無

効果の実証

　咽頭期の嚥下反射は、感覚入力に基づく反射であり、延髄網様体の嚥下中枢がつかさどっていますが、大脳皮質の嚥下関連分野から嚥下のCPGへの直接投射の存在を示唆する知見があります。これは、動物実験においていくつかの知見が得られていますが[5,6]、ヒトにおいては、嚥下の皮質領野の局在もその延髄投射の存在も今のところ明らかではありません。しかし、大脳脚あるいは皮質延髄路に障害をきたすような臨床例の検討からも皮質ー延髄投射による嚥下のCPGの閾値調節機構が存在すると考えられ[7]、CPG活動化の閾値を相対的に低く、あるいは高くすることによって末梢知覚入力による嚥下の起こりやすさを調節しているものと考えられています。

　Larsen[8]は、麻痺性、仮性球麻痺による嚥下障害のリハビリテーションとしてThink Swallow（嚥下の意識化）を紹介し、大脳皮質からの調整を得ることができる方法であると述べています。また臨床的にLarsen[9]は、Think Swallowを含めたリハビリテーションにより経口摂取が可能になった事例を報告しています。

3　アイスマッサージ(thermal stimulation)

効　果

嚥下反射誘発部位（前口蓋弓）に寒冷圧刺激を与えることで、知覚に対する感受性を高め、嚥下反射を誘発しやすくする。

適　応

咽頭期惹起が遅延している患者

不適応

1) 下顎の開大・維持がむずかしい場合
2) 寒冷圧刺激により嘔吐反射を誘発し、胃内容物が逆流し、誤嚥を引き起こす場合

方　法

- アイスマッサージの部位：前口蓋弓
- マッサージの方法
  ① 凍らせた綿棒に少量の水をつけ、マッサージ部位を刺激する。
  ② カップに入れた氷水に綿棒をつけ、水が滴り落ちないように軽く絞ってマッサージ部位を刺激する。
  ③ カップに入れた氷水にティースプーンをつけ、スプーンの背でマッサージ部位を刺激する。

  上記のいずれかの方法で左右それぞれ10回を1セットで1日に3～4セット行なう。

  マッサージ部位を刺激後、軟口蓋が挙上し、嚥下反射が起こってきたらサッと綿棒などを引き抜き、口を閉じて空嚥下させる。

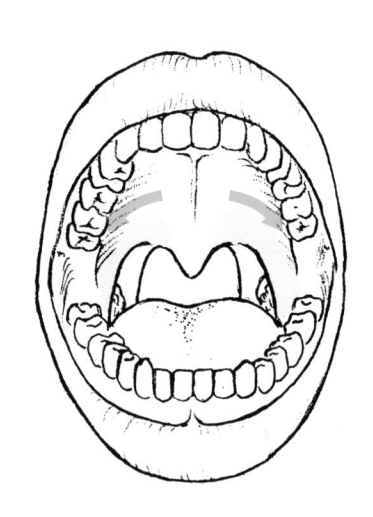

の前口蓋弓の部位に対して矢印の方向にアイスマッサージをする

ポイント

1) 嘔吐反射が強い場合は、最初に舌の先や硬口蓋を綿棒でマッサージし、少しずつ前口蓋弓に近づける。

2）口腔・咽頭癌手術後で開口障害のある患者には、小さな綿棒を使用する。
3）初めは介助で行ない、慣れてきたら患者自身に鏡を見ながら前口蓋弓をマッサージするよう指導する。

効果の観察

1）アイスマッサージ時の軟口蓋の挙上の有無、程度
2）アイスマッサージ時の喉頭が挙上するまでの速さ

その他

耳下腺部、口唇周囲[10]、頸部（第2頸椎～第3頸椎）[11,12]の皮膚のアイスマッサージは、唾液の分泌亢進や顔面神経麻痺による流涎に効果があり、また、口唇、頬内側、舌の口腔粘膜のアイスマッサージは粘膜の知覚を刺激する[13]と臨床的に言われている。基礎的研究では健康な被験者において舌への機械的・温度刺激が、舌前部の筋活動を誘発し、特に冷刺激（4℃）では筋活動を大きくし、刺激後の持続時間が長くなるという効果[14]が報告されている。

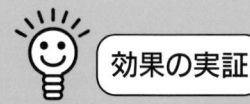

効果の実証

嚥下反射を誘発するアイスマッサージの部位は、Pommerenke[15]によって126名被験者の77％（軽い刺激で50.3％、強い刺激で16.7％）が、前口蓋弓を刺激すると嚥下反射があったことが報告され、最も嚥下反射を誘発する領域は前口蓋弓であると考えられます。

アイスマッサージによる嚥下反射惹起の促進に関して、Kaatzke-McDonald[16]は、前口蓋弓への温的、化学的、機械的刺激の影響より研究し、その結果、健康な女性（平均年齢26.3歳）への前口蓋弓への37.5±1℃の軽い刺激は、偽刺激に対して刺激後に引き起こされた嚥下の数や刺激後15秒以内に嚥下が起こる確率などに有意差はなかった。しかし、0±1℃の軽い刺激は偽刺激に対してそれらが有意に増加し、前口蓋弓の温度感覚受容体の存在により嚥下反射が惹起されることが示唆されています。

Ali[17]は、健康な被験者14名（平均年齢59歳）に前口蓋弓への寒冷刺激を施行した結果、咽頭嚥下反応は有意に影響されなかったと報告しているのに対し、Lazzara[18]は、神経疾患による嚥下障害患者25名に対して、Rosenbek[19]は脳卒中後の嚥下障害患者22名（平均年齢67.3歳）に対して前口蓋弓に喉頭鏡で寒冷刺激を施行し、VFによる評価の結果、前者はpharyngeal transit time（咽頭通過時間）の短縮、後者はduration of stage transition（喉頭挙上の遅れ）とtotal swallow duration（全嚥下時間）の短縮を報告しています。

アイスマッサージによる持続性効果は、Rosenbek[20]によって、多発脳梗塞患者7名に一事例実験デザイン（ABAB除去デザイン）；訓練をしない1週間（A）と前口蓋弓への寒冷刺激を1日5回各回平均18刺激を1週間繰り返すこと（B）を交互に繰り返し、VFによって評価した結果、2名のみ寒冷刺激の即時効果があり、1か月後はだれも効果は持続していなかったと報告されています。

4　頸部・肩部の運動

効　果
1）僧帽筋、胸鎖乳突筋など頸部の筋力を増強させ、頸椎や肩甲骨の関節可動域を改善させる。
2）頸部の姿勢による代償を促進させる。

適　応
1）僧帽筋、胸鎖乳突筋などの筋緊張の低下や頸椎や肩甲骨に拘縮、可動域制限がある患者
2）頸部に手術侵襲がおよんで組織欠損や瘢痕組織のために頸部の運動障害がある患者
　特に副神経を切除し、肩部に運動障害がある患者

方　法
　椅座位で姿勢を正し、枕などで麻痺側あるいは両側を固定し、しっかりとした座位をとる。または、ベッドをギャッジアップした状態で行なう。
　運動の訓練は他動→自動の順で進める。
　各運動の内容の実施に関しては、アセスメントした結果から必要な運動を選択して重点的に行なう。それを10回1セットとして1日3セット行なう。

1）他動運動

①介助者は片手で前額部を固定し、他方で頭部を後方より支え、頸部を屈曲、伸展させる。

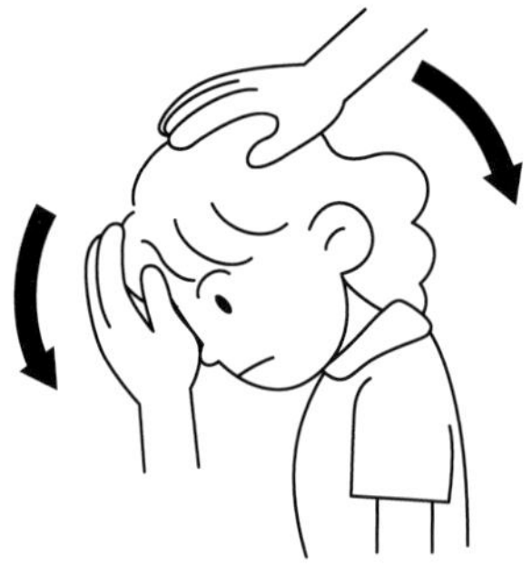

②介助者は片手で肩を固定し、他方で頭部側方より支え、ゆっくり頸部を左右に側屈させる。

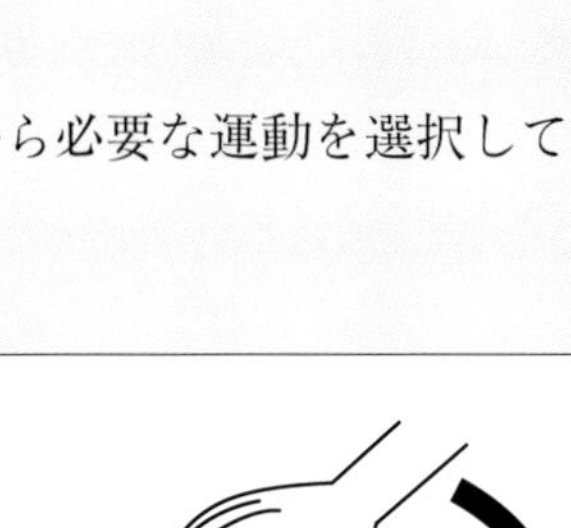

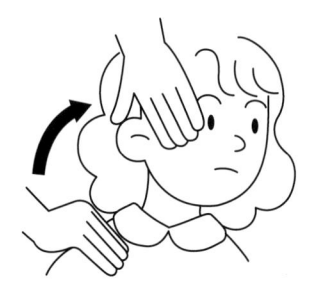

③介助者は片手で肩を固定し、他方で下顎を支え、ゆっくり頸部を左右に回旋させる。

注意 変形性頸椎症など頸椎に異常がある患者には他動運動は行なわないようにする。又、痛みを伴うようなことがない程度に行なう。

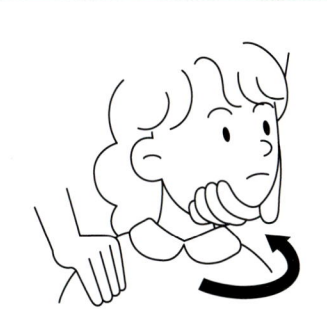

2）自動運動

①頸部を前後に倒し、ゆっくりストレッチする。

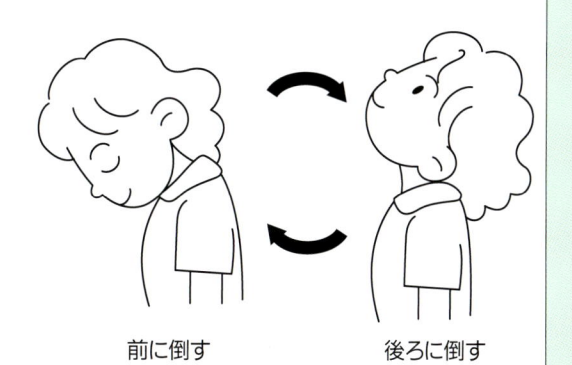

前に倒す　　　後ろに倒す

②頸部を左右にゆっくり倒す。

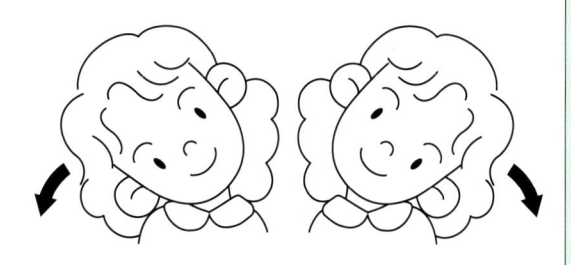

③頸部を左右にゆっくり回旋する。

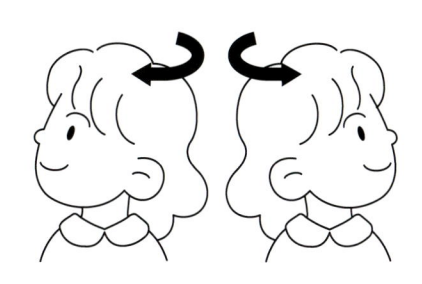

④肩をすぼめるようにぎゅっと力をいれて、十分に力が入ったら力を抜く。

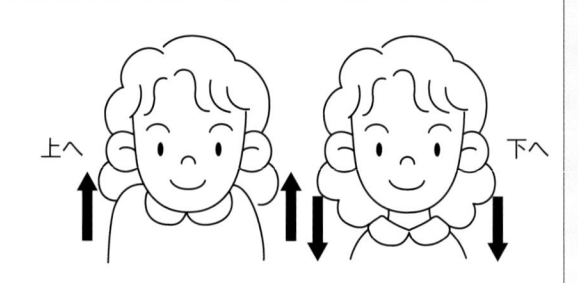

⑤肩を前からと後ろから回す。

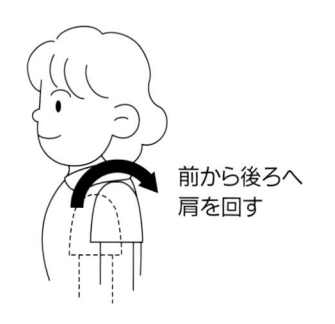

前から後ろへ
肩を回す

⑥肩を内後方に引き寄せる。

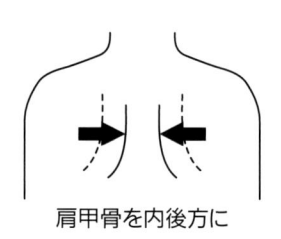

肩甲骨を内後方に

効果の観察

1）頭部・頸部の姿勢
2）頸部の屈曲、伸展、側屈、回旋の状態
3）肩甲骨の上下運動、回旋などの状態

5　顎の運動

効　果

1）顎関節の可動域を改善させる。
2）顎関節の拘縮を予防する。
3）咀嚼筋の筋力を増強させ、コントロール能力を改善する。

適　応

1）顎関節の拘縮により開口・閉口障害がある患者
2）顎関節の拘縮により咀嚼障害がある患者
3）咀嚼筋の筋緊張が低下している患者
4）母音（a）の発音が不明瞭な患者

方　法

　運動の訓練は自動→抵抗の順で進める。
　各運動の内容の実施に関しては、アセスメントした結果から必要な運動を選択して重点的に行なう。それを10回1セットとして1日3セット行なう。

1）自動運動

①口を大きく開けパッと閉じる。

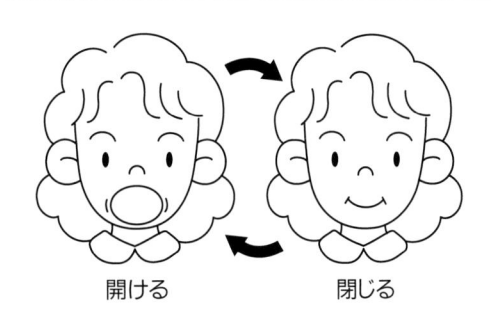

開ける　　閉じる

②舌圧子や棒状のガーゼを噛む。

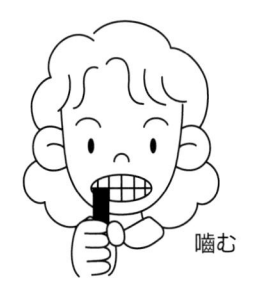

噛む

2）抵抗運動

　舌圧子や棒状に丸めたガーゼを噛ませ、それを患者本人ないし介助者がひっぱり、本人が抜けないように抵抗する。

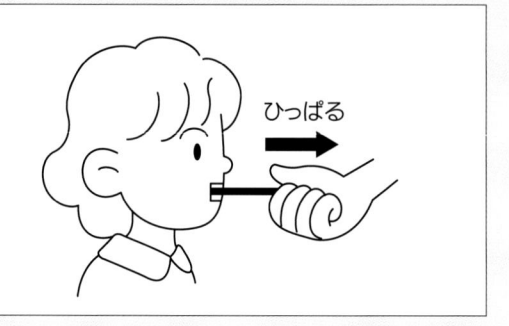

効果の観察

1）開口の程度：上下中切歯切縁間距離（cm）で表わす。これを用いることができない場合は、記録ごとに誤差が少ない基準点や方法を設定する。
2）顎関節の上下運動・回旋運動の程度
3）咀嚼できる食物形態
4）母音（a）の発音の明瞭度

6　頬の運動

効　果
1）頬筋の筋力を増強させ、コントロール能力を改善する。
2）口唇の閉鎖運動を強化する。

適　応
1）頬筋の筋緊張が低下（頬部のしわが左右非対称など）している患者
2）口唇閉鎖不全（口から食物がこぼれる、よだれがこぼれるなど）がある患者

方　法
運動の訓練は他動→自動の順で進める。
　各運動の内容の実施に関しては、アセスメントした結果から必要な運動を選択して重点的に行なう。それを10回1セットとして1日3セット行なう。

1）他動運動

　患者本人ないし介助者が頬を外側と口腔内から指や綿棒でマッサージする。

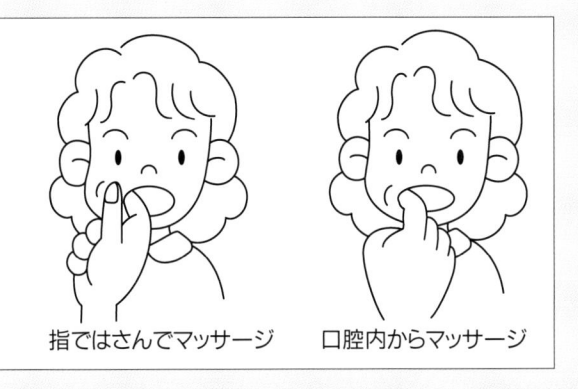

指ではさんでマッサージ　　口腔内からマッサージ

2）自動運動

　頬を膨らませたりへこませることを繰り返す。

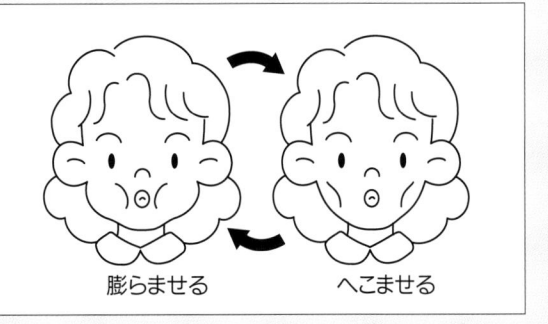

膨らませる　　へこませる

効果の観察
1）頬の膨らみやへこみの左右差、口唇の閉鎖の程度
2）食物や唾液の口腔外の流出の有無、程度

7　口唇の運動

効　果
1）口唇周囲筋群の筋力を増強させる。
2）食物を口腔内に保持ができ、口腔内圧を高くして送り込みを促進させる。

適　応
1）口唇の運動（開閉、突出、横引き等）が不良な患者
2）口唇閉鎖不全（口から食物がこぼれる、よだれがこぼれるなど）がある患者
3）口唇音（パ・バ・マ）の発音が不明瞭な患者

方　法
　運動の訓練は他動→自動→抵抗の順で進める。
　各運動の内容の実施に関しては、アセスメントした結果から必要な運動を選択して重点的に行なう。それを10回を1セットとして1日3セット行なう。

1）他動運動

　第1指と第2指を使って、患者本人ないし介助者が上唇を前方に引っ張りながらマッサージする。下唇も同様に行なう。

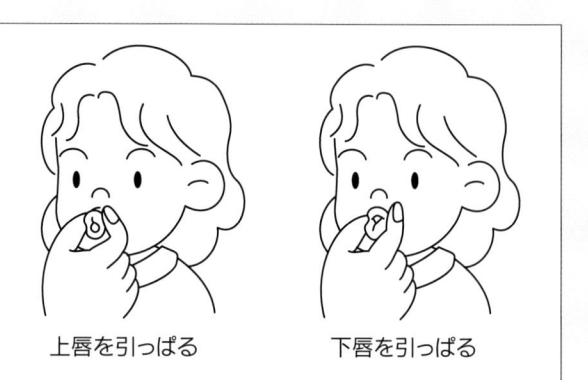

上唇を引っぱる　　下唇を引っぱる

2）自動運動

①口唇を突出（「ウ」と発音時の口の形）させたりと横引き（「イ」と発音時の口の形）させたりする。

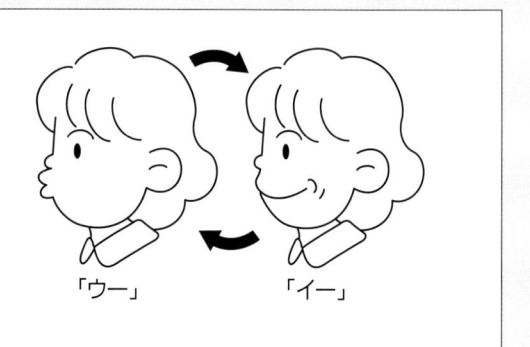

「ウー」　「イー」

②すぼめたまま左右に動かす。

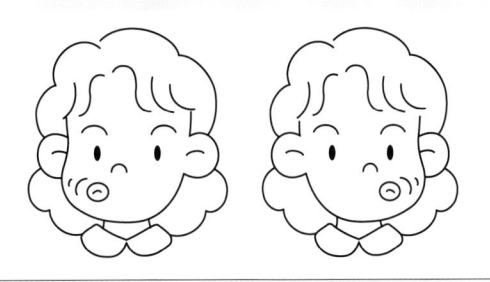

3）抵抗運動

① 口唇で舌圧子や少し厚めの紙などを挟み込ませ、それを患者本人ないし介助者が引っ張り、本人は抜けないように抵抗する。
② 糸をつけたやや大きめのボタンを口唇と歯列との間に挟んで口唇を閉じ、外から患者本人ないし介助者が糸を引っ張り、本人は抜けないように抵抗する。
③ 口唇を閉じ、口の中に空気をためて、できるだけ頬を膨らませる。この状態で膨らんだ頬を押しつぶすように指で圧迫し、空気が洩れないようにこらえる。左右行なう。

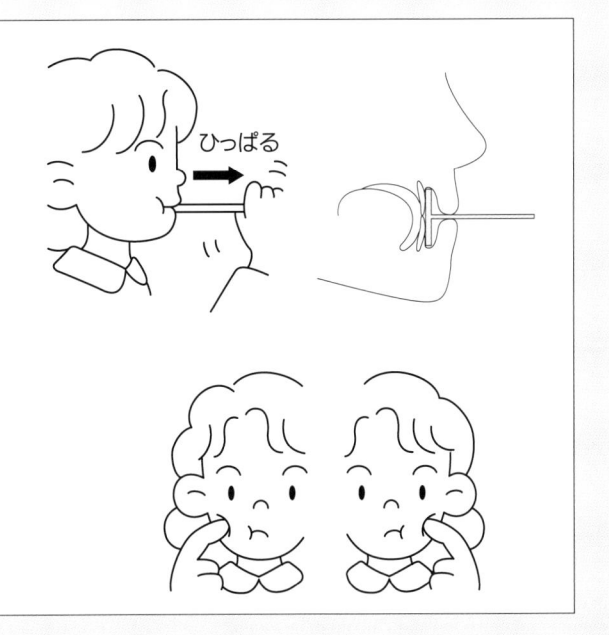

効果の観察

1）口唇の運動（開閉、突出、横引き等）の程度
2）食物の口腔内保持および口腔外への食物の流出状態
3）口唇音（パ・バ・マ）の発音の明瞭度

8　舌の運動

効果
1）舌の筋力を増強させ、可動域を改善させる。
2）食塊形成、咽頭への送り込みを促進させる。

適応
1）舌の運動（突出、後退、上下、左右）が不良な患者
2）舌で唾液と食物を混合することが不良な（食べ物が口の中に広がる）患者
3）口腔から咽頭への食物の送り込みが悪い（口腔から咽頭への送り込み後も舌上や口腔底に食物が残る）患者
4）舌尖音（タ・ダ・ナ・ラ）と奥舌音（カ・ガ）の発音が不明瞭な患者

方法
運動の訓練は他動→自動→抵抗の順で進める。
各運動の内容の実施に関しては、アセスメントした結果から必要な運動を選択して重点的に行なう。それを10回を1セットとして1日3セット行なう。

1）他動運動

①患者本人ないし介助者が舌の先を舌引き鉗子やガーゼで軽くつまみ、引っ張り出す。引っ張った後は、その力を保持しながら舌を上下、左右、前後に向ける。

②患者本人ないし介助者が小さめのスプーンや舌圧子を用いて舌の裏側から補助的に押し上げる。

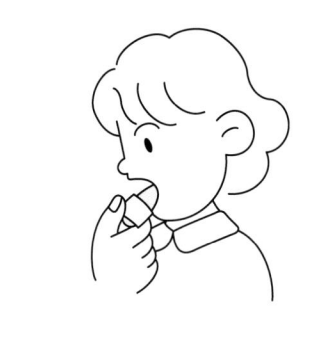

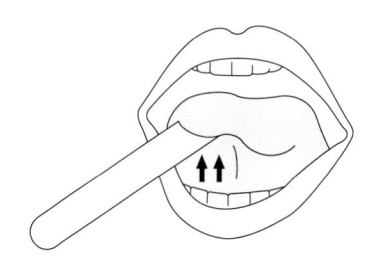

| 嚥下訓練 | 基礎的訓練 |

2) 自動運動

①舌を突き出したり、ひっこめる。

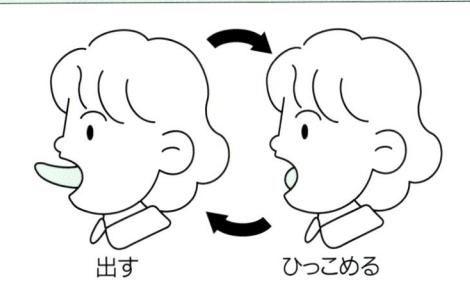

出す　　　ひっこめる

②上唇と下唇に舌の先をつける。

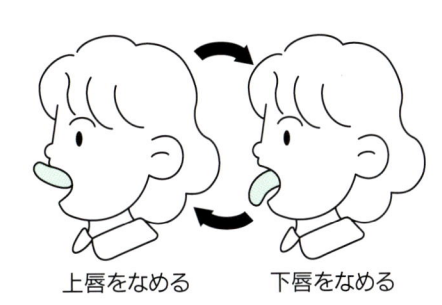

上唇をなめる　　下唇をなめる

③左右の口角に舌の先をつける。

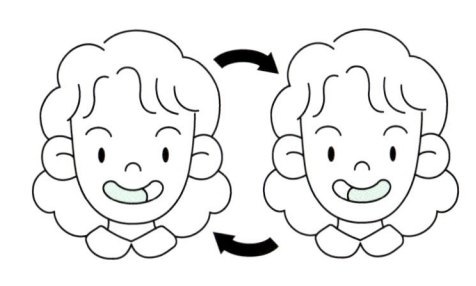

④舌圧子を舌の先で押す。

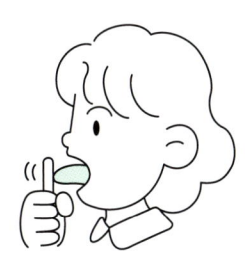

3）抵抗運動

①前方突出に対して舌圧子やスプーンの凹で舌尖を押し込むように前方から抵抗を加える。その力に逆らって舌で押し返す。
②舌挙上に対して舌の前方部を舌圧子やスプーンの凹で舌を平らにするように上から抵抗を加える。その力に逆らって舌で押し返す。
③側方運動に対して舌圧子やスプーンの凹で舌尖を押し込むように側方から抵抗を加える。その力に逆らって舌で押し返す。

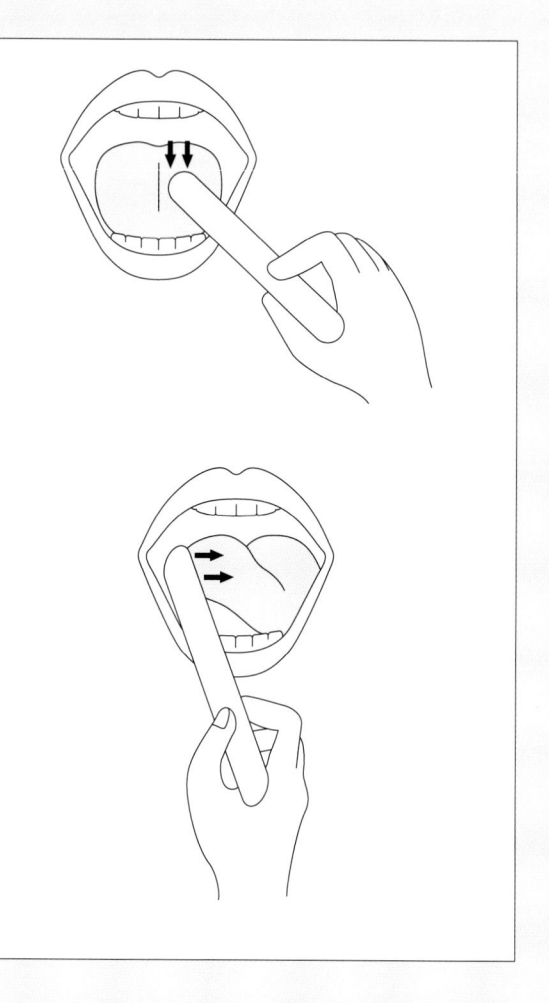

ポイント

舌の動きを下顎で代償しないように下顎を固定した状態で行なう。

効果の観察

1) 舌の運動（突出、後退、上下、左右）の程度
2) 舌による唾液と食物の混合の状態（口の中に食べ物が広がっていないか）
3) 口腔内（舌上・口腔底）の食物残渣の有無、程度
4) 舌尖音（タ・ダ・ナ・ラ）と奥舌音（カ・ガ）の発音の明瞭度

効果の実証

　一般的に運動療法の目的は、①関節可動域の維持および改善、②筋力増強、③協調性の改善です。基礎的訓練の頸部・肩部と顎の運動は、主に関節可動域の訓練であり、頬、口唇、舌の運動は、主に筋力増強の訓練になります。

　関節可動域訓練の効果は、関節およびその周囲の結合組織により生じた関節可動域の減少を、膠原線維に対する持続的な伸長によって長さを若干延長させることと、暖めることによって筋が弛緩し伸長されやすくなる[21]ことより得られます。実際に関節可動域訓練の効果に関してLogemann[22]は、口腔・咽頭癌で手術療法を受けた患者102名に対し、術後に口唇、舌、顎、喉頭の関節可動域訓練を施行した結果、訓練をしていない患者より有意に液体とペーストのOPSE（oropharyngeal swallowing efficiency）の改善があったと報告しています。

　筋力増強訓練による効果は、一般的に筋肥大が生じ、筋断面積が増加することで筋力の増加が得られ、筋肥大を起こすのに適した刺激は、筋緊張そのもの[23]といわれています。また、筋力の増強は、患者自身の意志に基づく運動によって獲得されます。しかし、頸部・肩部、顎、頬、口唇、舌の筋力増強訓練のみによる効果に関して、文献を見いだすことはできませんでした。

　筋力増強訓練は、生理学的な骨格筋の筋収縮形式により①等尺性運動訓練、②等張性運動訓練、③等運動性運動訓練に分けられます[24]。ここで示した頸部・肩部、顎、頬、口唇、舌の運動は、主に等張性運動訓練です。等張性運動は、高負荷で繰り返しの少ない運動にすると筋力が向上し、低負荷で繰り返しの多い運動にすると筋の耐容力が増すと言われています[25]。等尺性運動訓練は、1日わずか6秒の最大抵抗または2/3以上の負荷で肢筋が筋収縮されると、筋の収縮力が増強する[26]という報告があります。しかし頬、口唇、舌などに同様な効果が認められるか不明なため、ここでは具体的な方法として示すことを避けました。

9　構音訓練

効　果

　嚥下と構音（発声）は、同じ器官を使っているため、嚥下障害患者は構音障害を合併していることが多い。構音訓練をすることで嚥下に関連する器官の機能改善につながる。

適　応

1）口唇閉鎖が悪い患者：口唇音（パ行・バ行・マ行）、母音（i・u）が不明瞭
2）舌による食塊の送り込みが悪い患者：舌尖音（タ行・ダ行・ナ行・ラ行）が不明瞭
3）奥舌の挙上が悪い患者：奥舌音（カ行・ガ行）が不明瞭
4）下顎の開閉が悪い患者：母音（a）が不明瞭

方　法

　各発音の実施に関しては、アセスメントした結果から必要な発音を選択して重点的に行なう。5回を1セットとして1日3セット行なう。

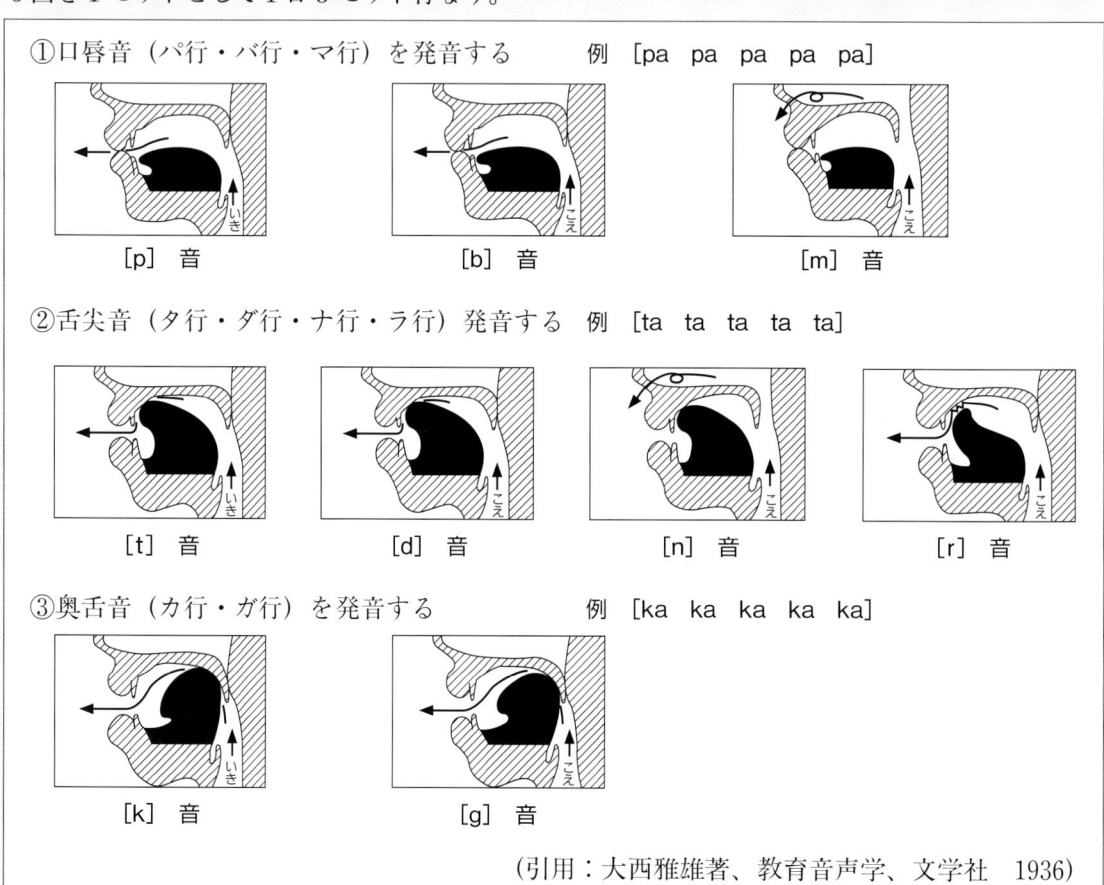

①口唇音（パ行・バ行・マ行）を発音する　　例　[pa pa pa pa pa]

[p]音　　　　[b]音　　　　[m]音

②舌尖音（タ行・ダ行・ナ行・ラ行）発音する　例　[ta ta ta ta ta]

[t]音　　　[d]音　　　[n]音　　　[r]音

③奥舌音（カ行・ガ行）を発音する　　例　[ka ka ka ka ka]

[k]音　　　　[g]音

（引用：大西雅雄著、教育音声学、文学社　1936）

④母音（a・i・u）を発音する

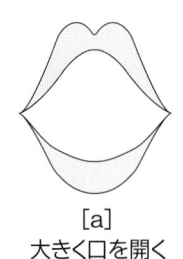

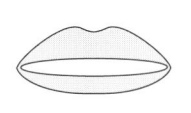

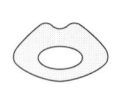

[a] 大きく口を開く
[i] 口唇を平らに開く
[u] 左右から口唇を寄せほとんど開かない

効果の観察

1）短い文章や単音節を発音させた言葉の明瞭度について
　［1：よくわかる、2：時々わからない、3：話の内容を知っていればわかる、4：時々わかる、5：全くわからない］を家人と他人とで評価する[27]。
2）発音した言葉の回数のうちどれだけ明瞭にわかったかを記録する。
　（例　5回/15回）

効果の実証

　構音訓練による嚥下機能の改善の効果に関しては、西尾[28]と吉田[29]の臨床的な報告があります。西尾[28]は、脳幹・小脳の多発性脳梗塞で、麻痺性嚥下障害（舌の運動障害、咽頭粘膜の知覚障害、咽頭期惹起遅延など）と弛緩性構音障害患者のある1例に対して、嚥下と発話動作に対し治療計画を立案、実施し、その結果、嚥下障害は、重症度6段階評価尺度で1（誤嚥の危険性により経口摂取が困難）から5（食事形態を調節するか、あるいはマネージメントの警戒をすると経口摂取が安全）へ、構音障害は100単音節と54発話明瞭度検査での単語明瞭度が18.5％から89.1％となり、嚥下と発話の機能は平行して著明に改善したと報告しています。

　同様に、吉田[29]も、右中脳動脈領域の脳梗塞で嚥下障害と運動性構音障害のある患者に、構音訓練を行なうことで、舌の運動や軟口蓋挙上が改善し、VF検査においても嚥下に要する時間が著明に短くなったと報告しています。

10　ブローイング

効　果

1）soft blowing（弱く持続的に吹く）は、軟口蓋の筋力を強化し、鼻咽腔の閉鎖機能を強化する。
2）hard blowing（強く吹く）は、鼻咽腔の閉鎖機能や頬筋の筋力を強化し、肺活量を増大させる。
3）口唇の閉鎖運動を強化する。

適　応

1）鼻咽腔閉鎖不全（開鼻声、下を向くと鼻水が出る、食物などが鼻へ逆流する）がある患者
2）口唇閉鎖不全（口から食物がこぼれる、よだれがこぼれるなど）がある患者

不適応

気管切開孔が開いている患者

方　法

各 blowing の内容の実施に関しては、アセスメントした結果から選択して重点的に行なう。それを 10 回を 1 セットとして 1 日 3 セット行なう。

1）soft blowing

①ストローの先をコップの一定量の水に浸けて水の中にブクブク息を静かに吐きだすことを、できるだけ長く行なう。コップに入れる液体の粘性、量を変えることによって難易度が変化する。

②口の前 20〜30 cm の位置にあるローソクの炎を消してしまわないように口をすぼめて静かにできるだけ長く息を吐きだす。

③ティッシュの細く切ったものを静かにできるだけ長く吹く。

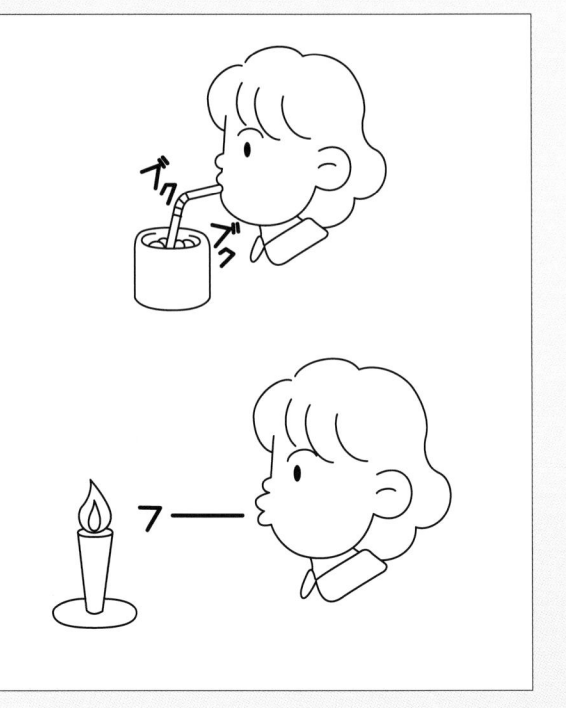

2）hard blowing

①呼吸訓練器（スーフル®）を使って息を強く吐きだす。
②マッチ箱のマッチだけを取り除き、中箱を入れたまま息を吹き込んで中箱を押し出す。
③ハーモニカ、ラッパなどを吹く。

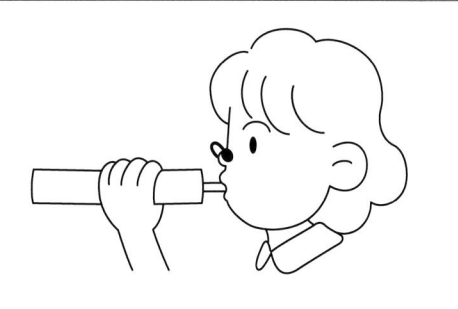

効果の観察

1）ブローイングしている時間の長さ
2）鼻咽腔の閉鎖の有無、程度（ブローイング時の呼気の鼻漏出の有無を鏡等で確かめる）。
3）"ah"と発声時の軟口蓋の挙上の程度や鼻からの逆流の有無、程度
4）口唇の閉鎖の程度

効果の実証

ブローイングによる鼻咽腔閉鎖機能に対する効果に関して、臨床的に西尾[28]と三沢[30]が報告しています。西尾[28]は、左側の鼻咽腔閉鎖不全、軟口蓋麻痺がある脳幹部脳梗塞患者1例に対して、軟口蓋のアイスマッサージとブローイングを実施したところ、開鼻声は消失し、軟口蓋の機能の改善があり、とても有効であったと報告しています。また、三沢[30]は麻痺性構音障害を伴う脳挫傷患者に対し、hard blowingとしてスーフルを使用することによって肺機能と鼻咽腔閉鎖機能が改善したと報告しています。

11　声門内転訓練

効　果
声門の閉鎖機能を強化する。

適　応
喉頭麻痺（反回神経麻痺・迷走神経麻痺）などに起因する声門閉鎖不全（嚥下時のむせ、嗄声など）がある患者

不適応
1）脳卒中の急性期など血圧がコントロールできない場合
2）四肢麻痺がある場合
3）気管切開孔が開いている患者

方　法
pushing exercise あるいは lifting exercise を 5〜10 回を 1 セットとして、1 日 3 セット行なう。

1）pushing exercise

上肢で壁や机を押しながら力を入れて強い声 "ah" などをだす。

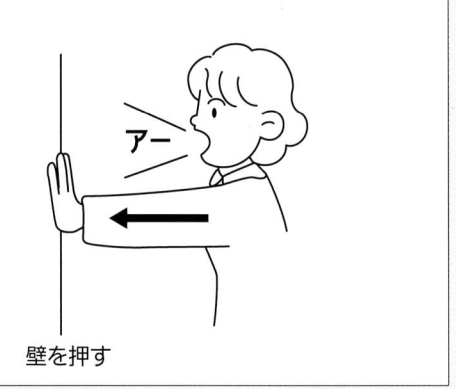

壁を押す

2）lifting exercise

椅子に腰掛けて、両手で椅子のひじ掛けや椅子の座板を持ち上げるようにして力を入れて強い声をだす。

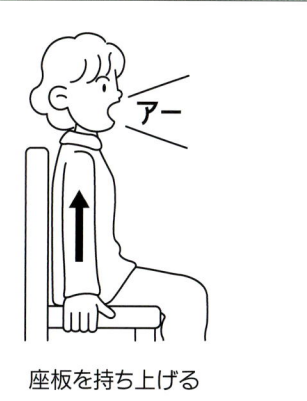

座板を持ち上げる

注　意

施行回数はのどを痛めることのないように注意する。

効果の観察

1）嚥下時のむせの有無、程度
2）発声時の声質（嗄声の有無）

効果の実証

　声門内転訓練である pushing exercise は、ある筋群を随意的に突然収縮すると他の筋群も収縮し、最初の筋群の機能を強化する（例：重い物を持ち上げるとしかめつらになる、排便するときゲンコツを握るなど）ことを利用し、腕筋群と発音による喉頭筋を同時に動かす、すなわち腕を下に押し下げた瞬間に〝ah〟と発声することで喉頭筋の括約筋の活動を強化します。Froeschels[31] は、pushing exercise が、軟口蓋麻痺、反回神経麻痺、中枢神経系疾患に対して効果があると事例で報告しています。

　Mendelsohn[32] は、10名の健康な被験者では喉頭鏡を使用して息を止め始めた時に発声する場合と、両手で椅子の座面を持ちあげるように努力する場合に声帯が閉鎖することや、単に息を止めただけより有意に声帯が閉鎖することが多くなることを報告しています。

12　声門上嚥下（息こらえ嚥下）(supraglottic swallow)

効　果

1) 食物が咽頭を通過しているときに息を吸い込むことがなくなり、飲み込んだ後に大きく息を吐くので、咽頭に食物が残っていた場合でも、呼気によって食物を吹き飛ばし、誤嚥を防ぐことができる。
2) 嚥下の前に息をこらえると声門閉鎖が強化され、声門下圧が上昇し気道に食塊が入りにくくなる。

適　応

1) 咽頭期惹起遅延により嚥下と呼吸のタイミングがずれる患者
2) 声門上、喉頭前庭などに食物残渣がある患者
3) 声門閉鎖不全（嚥下時のむせ、嗄声など）がある患者

不適応

気管切開孔が開いている場合

図4-1　息こらえ時の喉頭

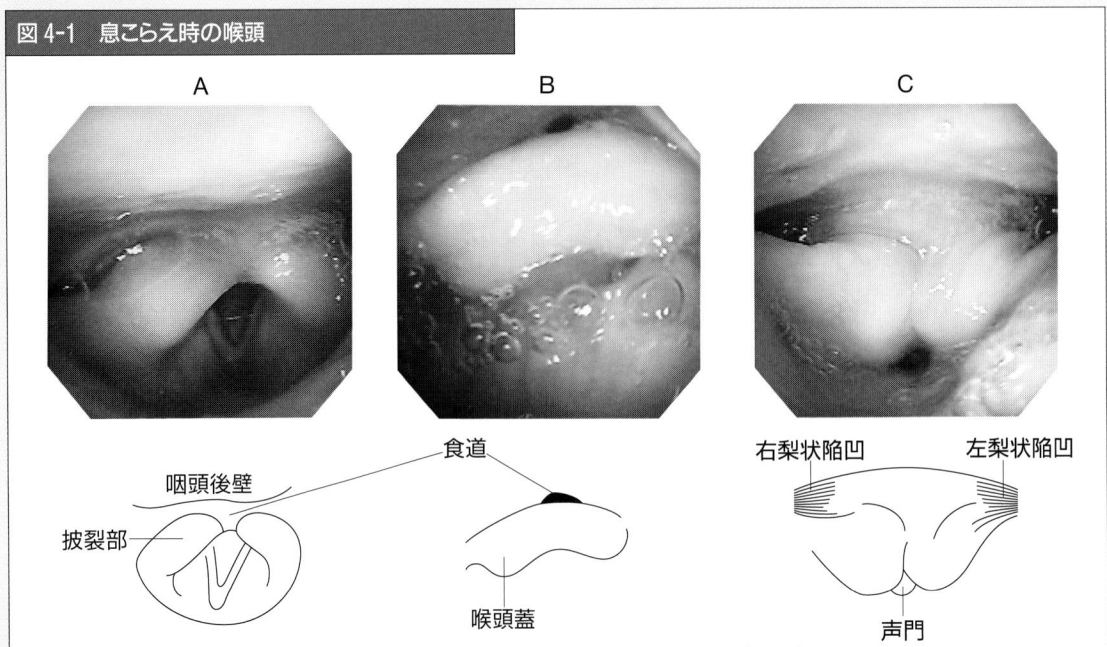

図Aに吸気時、図B・Cは息こらえ時の喉頭ファイバー所見を示す。
吸気時には声帯は開大しており披裂は外転している(A)。息こらえ時、喉頭蓋は咽頭後壁に近づき喉頭閉鎖の準備をしている(B)。喉頭蓋を越えてファイバーで声門を観察すると(C)披裂は内転して声門を閉鎖している。

方　法

pseudo-supraglottic swallow とは食物を使わずに空嚥下で声門上嚥下を行なうときによばれる。これを5回を1セットとして1日3セット行なう。

> 食物を使わずに、大きく息を吸い込んで→息を止め→空嚥下（唾液や少量の水を嚥下）をして、→その後息を吐きだす。

ポイント

1）飲み込む前に大きく息を吸い、飲み込んだら息を吐きだす。
2）空嚥下の後に息を吸わない。
3）鼻から息を吸い、口から吐き出す。食物を口に含んだままで口から息を吸うと、気管に吸い込む危険がある
4）気管切開孔や気管カニューレのある場合は、嚥下時に気管孔やカニューレ孔を塞いで嚥下する。

効果の観察

1）声門上嚥下の後の咳嗽やむせなどの誤嚥症状の有無
2）声門上嚥下の後の咽頭不快感、湿性嗄声などの有無
3）嚥下直後の呼吸音を頸部で聴診する。濁った湿性音、嗽音、あるいは液体の振動音が聴取された場合、喉頭前庭などへの液体の貯留が考えられる。

効果の実証

声門上嚥下により誤嚥が減少することに関しては、基礎的研究として Ohmae[33] と Martin[34] が、臨床的に Logemann[35] と Lazarus[36] が報告しています。

Ohmae[33] は、8名の被験者に対する声門上嚥下時の VF の結果、舌骨運動、喉頭運動、喉頭閉鎖、舌根の後方運動、舌根・咽頭後壁接触の開始が有意に遅くなり、喉頭閉鎖や輪状咽頭筋開大の持続時間が有意に増加したと報告しています。Martin[34] は、6名の被験者に対して、嚥下中の呼吸停止の方法、1）ただ息を止める（easy hold）、2）深く息を吸ってから息を止める（inhale hard hold）、3）深く息を吸ってはいて息を止める（inhale/exhale hard hold）を各3回施行させた時の内視鏡による評価の結果、6名中5名は、hard hold で最大の喉頭閉鎖が観察され、1名は easy hold で最大の喉頭閉鎖が観察されたと報告しています。

Logemann[35] は、延髄の脳血管障害患者（一側性の咽頭麻痺、一側性の喉頭麻痺、輪状咽頭筋開大減少）に対して声門上嚥下を施行した VF の結果、最大喉頭挙上の持続時間が延長し、誤嚥を減少する効果があったと報告しています。一方 Lazarus[36] は、右臼後三角癌で外科的治療とその後に放射線治療を受けた患者（嚥下反射前の咽頭流入、舌根・咽頭後壁の不完全な接触、喉頭挙上の減少、上部食道括約筋の開大減少など）に対して声門上嚥下を施行した VF の結果、喉頭閉鎖の持続時間が延長するが、誤嚥は除去できなかったと報告しています。

13　OE法（間欠的経口食道経管栄養法）

効　果

1) カテーテルの先端が、口腔から挿入されると鼻腔からの挿入経路に比べ直角に近い角度で咽頭壁を刺激し、嚥下機能の廃用症候群を防ぎ、咽頭期惹起（嚥下反射）を誘発する求心性刺激になる。
2) 食事以外の時間はカテーテルがないことから、苦痛が少なく、活動力が制限されない。
3) 鼻腔、口腔、咽頭の清潔を保ちやすい。
4) 食物が食道を経由して胃に入るため、短時間に摂取でき、下痢が少ない。

適　応

1) 咽頭期惹起遅延・消失のある患者
2) 意識がはっきりしていて、経鼻的にカテーテルを留置されることを嫌う患者
3) 本格的に摂取訓練が開始され、補助栄養を要する患者

不適応

ツェンカー憩室、頸椎前部骨棘が著明な患者[37]

注　意

口唇や舌を常に動かす患者ではカテーテルが抜けやすいので注意する。

方　法

- 12～14 Fr（フレンチ）の先端が丸いカテーテルを①～④の順に口から食道まで（口から30～40 cm）入れる

① カテーテルの先端を水で濡らして滑りやすくする。
② 体位はファーラー位、あるいは座位で、頸部は顎を引き気味にする。
③ 正中から咽頭後壁に向かってカテーテルを進める。喉頭蓋に引っ掛かって挿入しにくい場合は、口角から対側の咽頭壁をカテーテルが滑るようにし、咽頭に達したところで嚥下反射を誘発することも含め、飲み込みをさせ、それに合わせてカテーテルを挿入する。
④ カテーテルの挿入後、カテーテルが食道内にあることを以下の方法で確認する。
- 胃（45～50 cm）まで挿入し（聴診器を胃部にあて、注射器で空気を注入し空気音で確認したり、軽く吸引して胃液の流出で確認）、その後、食道の位置まで引き抜く。
- カテーテルの挿入後に声を出してもらい確認する。咽頭や気管内に管があれば発声がないか、声がみだれる。
- カテーテルの先端を水につけると食道の蠕動で水が吸い込まれる。

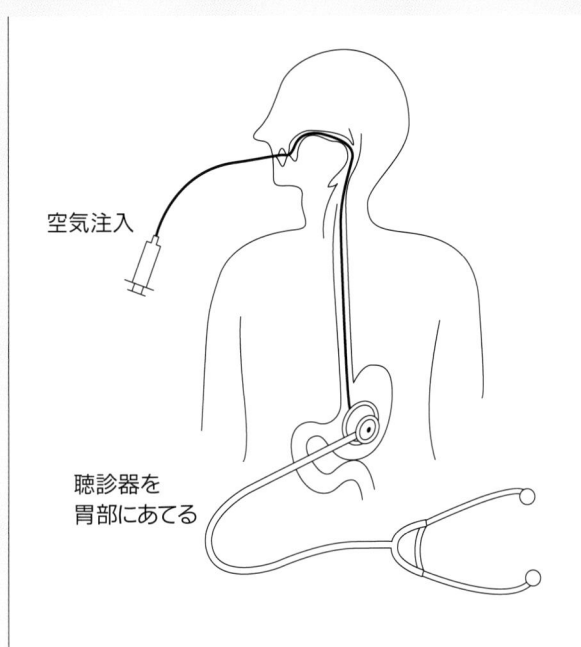

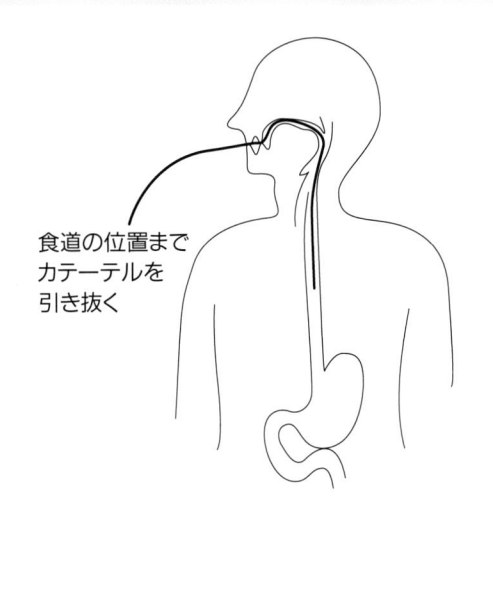

空気注入

聴診器を
胃部にあてる

食道の位置まで
カテーテルを
引き抜く

⑤最初の1～2回は、看護師など医療者が行ない、その後は患者本人が自己挿入できるように指導する

効果の観察

咽頭期惹起（嚥下反射）の状態

効果の実証

　口腔ネラトン法による効果に関して、木佐[38]は、脳卒中後の嚥下障害患者17名に対して適用した結果、対照群に比べ17名が経管栄養の状態から離脱し、10名が嚥下障害食ないし普通食の経口摂取が有意に可能となり、さらに軟口蓋反射の消失や減弱していた14名中7名は改善し、同様に咽頭反射も9名が改善したと報告しています。水のみテストも13名中9名に向上が見られ、追試[39]でも同様な結果を認め、VFで咽頭通過時間の短縮があったと報告しています。看護の臨床側から須貝ら[40]も口腔ネラトン法による咽頭反射を誘発する効果を報告しています。

　カテーテルの先端が食道にあることに関する効果は、塚本[41]が口腔ネラトン時の消化管運動のX線透視の結果、経鼻経管栄養のように胃に直接注入するより十二指腸、小腸の運動は良好であり、注入終了15分後におけるバリウム塊の先端の位置は、胃への注入では空腸であったのに対して、食道への注入では回腸まで達していたと報告しています。

第4章　嚥下訓練

代償的訓練

　代償的訓練とは、能力障害に対するアプローチであり、障害された機能へのアプローチと異なり、健常な残存機能を最大限に利用して食べる能力を獲得する訓練です。代償的訓練には、嚥下しやすい食物形態の使用や摂食時の体幹・頸部の姿勢の工夫が含まれます。また、経管栄養、中心静脈栄養などの別の非経口的栄養補給法による代償、補助具による代償なども含まれますが、ここでは取り扱いません。

　現在、食物形態や体幹・頸部の姿勢による代償については、患者の病態により最適な条件が異なるため、VF検査に基づいて検討され決められています。ここでは病態別の具体的な代償的訓練内容ではなく、各々の食物形態や体位による効果、適応などを中心に述べていきます。

　食物形態による代償の項では、液体の粘性ごとに適応をまとめました。しかし、嚥下障害に応じて、どのような食物形態から摂取し始め、どのように段階的に食物形態を徐々に変化させていくかなどについては、他の書籍(脚注1)や文献(脚注2,3)を参考にして下さい。実際には、栄養士と連携をとりながら食物形態による代償を進めていきましょう。

　体幹姿勢による代償と頸部姿勢による代償では、各姿勢ごとに効果、適応などをまとめました。実際に応用するときには、嚥下障害に応じて体幹姿勢と頸部姿勢を組み合わせて使用することになります。また、食物形態ともあわせて、体幹・頸部の代償を考えていく必要があります。

脚注1）手嶋登志子編：介護食ハンドブック，第1版，医歯薬出版，1999．
　　2）近藤克則，二木　立：急性期脳卒中患者に対する段階的嚥下訓練，総合リハビリテーション，16(1)，19-25，1988．
　　3）伊藤裕之：嚥下障害の食餌の検討，日本気管食道科学会会報，40(4)，357-360，1989．

1　食物形態による代償

　表4-1、4-2にそれぞれ嚥下しやすく誤嚥しにくい食品の条件と嚥下しにくく誤嚥しやすい食品の条件を示しました。嚥下しやすく誤嚥しにくい食品例には、ゼリー、ババロア、プリンなどがあります。嚥下しにくく誤嚥しやすい食品であっても、食品によっては調理方法によって嚥下しやすくすることができます。また、液体の粘性別にどのような嚥下障害患者に適応し、不適応であるかを表4-3にまとめました。これらを参考にし、患者の病態にあわせた食物形態を選択して下さい。

表4-1　嚥下しやすく誤嚥しにくい食品の条件
1. 密度が均一である
2. 適当な粘度があってバラバラになりにくい
3. 口腔や咽頭を通過するとき変形しやすい
4. 粘膜にべたつかない

表4-2　嚥下しにくく誤嚥しやすい食品の条件

1. 密度が一定していない	例）みそ汁、分がゆ、シチューなど
2. 硬すぎてかみ砕けない	りんご、ごぼう、イカ、コンニャクなど
3. サラサラしすぎる	水、お茶、果汁、清涼飲料水など
4. 変形しにくい	寒天など
5. 粘膜にべたつくもの	のり、わかめ、葉の野菜、もち
6. パサパサするもの	食パン、カステラ、ゆで卵、焼き芋など
7. バラバラになるもの	ナッツ類、寒天、刻み食、焼き魚など

表 4-3 液体の粘性別の適応・不適応

液体粘性	適応	不適応
低粘度の液体（水など）	咽頭期惹起に問題がないが、舌に運動障害があり、送り込みが不良な患者では、重力を利用することで嚥下しやすくなる。喉頭は挙上するが、食道入口部に開大不全のある患者では、低粘度の液体は通りやすい。	低粘度の液体は、咽頭期惹起される前に咽頭に液体が流れ込み誤嚥しやすくなるため、咽頭期惹起遅延患者には不適応である。
中粘度の液体（ミルク、重湯など）	咽頭期惹起の低下、咽頭蠕動様運動の低下、喉頭挙上不全のある患者では、中粘度の液体は、低粘度に比べ咽頭期惹起される前に咽頭に流れ込むことが少ない。	
高粘度の液体（ネクター、葛湯など）	咽頭期惹起遅延・消失、喉頭閉鎖不全のある患者では、高粘度の液体は、低粘度に比べ咽頭期惹起される前に咽頭に流れ込むことが少ない。また、中粘度の液体に比べ、咽頭への通過がゆっくりとなる。	舌の運動障害があり、咽頭への送り込みが不良な患者では、高粘度の液体は、舌に残りやすい。
ペースト（プリン、ゼリーなど）	咽頭期惹起遅延患者などでは、ペーストは粘度があるため咽頭期惹起される前に咽頭に流れ込む危険が少ない。	舌の運動障害があり、咽頭への送り込みが不良な患者では、ペースト状の食物は、舌に残りやすい。

1) Logemann, J.A: Evaluation and treatment of swallowing disorders, 2nd, pp.202-203, PRO-ED, Texas, 1998.
2) 才藤栄一，木村彰男，矢守茂ほか：嚥下障害のリハビリテーションにおける videofluorography の応用，リハビリテーション医学，23(3)，121-124，1986.
3) 才藤栄一，千野直一：脳血管障害における嚥下障害のリハビリテーション，総合リハビリテーション，19(6)，611-615，1991.
1)～3) の文献を参考に作成

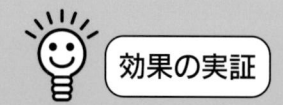

効果の実証

口腔期嚥下障害への食物形態の影響に関して、才藤[42]は、機能的嚥下障害患者 13 名にゼリー状の造影剤を使用して VF を行なった結果、口腔期嚥下障害が増悪 8 名、口腔期嚥下障害が不変 4 名で、誤嚥が改善 7 名、誤嚥が不変 5 名であったと報告しています。また、山本[43]は、口腔期嚥下障害群は、液体、ゼリーの順に誤嚥率が高く、ペーストは良好であったと報告しています。咽頭期嚥下障害群は、液体は高頻度に誤嚥がみられ、ゼリーは良好であり、口腔期・咽頭期の混合嚥下障害では、液体とゼリーは同様に高頻度の誤嚥が起きたと報告しています。

2　体位による代償:体幹姿勢による代償

1) 30~60度仰臥位

効　果

1) 口唇から舌根部、舌根部から咽頭に送り込むのに重力を利用でき、飲み込みやすい。
2) 仰臥位であると、気管が上で食道が下にあるため重力により食物が気管に入りにくい。
3) 口からこぼれる量が少ない。

適　応

口腔期・咽頭期嚥下障害患者

方　法

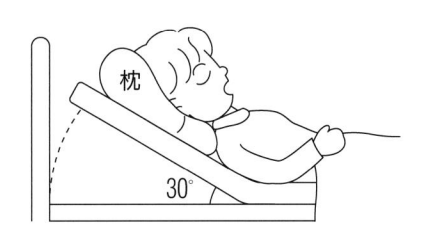

注意　仰臥位では頸部が伸展位になりやすく喉頭挙上が制限され、誤嚥の危険があるため、通常、頸部前屈位で行なう。

30度仰臥位および頸部前屈位

2) 患側を上に、健側を下にした側臥位

効　果

重力で食べ物は動きの良い健側（下側）に落ちるため、嚥下がスムーズになる。

適　応

片麻痺患者

効果の実証

体幹の角度の影響に関して、才藤[42]は、機能的嚥下障害患者23名に体幹後屈角度と誤嚥と関係をVFを使用して調査した結果、最も誤嚥が少なかった体位は、60°仰臥位であり、誤嚥が最も多かった体位は、垂直位であったと報告しています。

藤島[44]は、球麻痺（口腔・咽頭期嚥下障害）、仮性球麻痺（口腔期嚥下障害）患者に対して30°仰臥位頸部前屈位が有用であり食塊の送り込みが可能となり、誤嚥が減少したと報告しています。

側臥位による影響に関してDrake[45]は、頭部外傷患者（右半身麻痺で口腔・咽頭期嚥下障害）に対し垂直位ではVF上誤嚥があったが、45度の側臥位では誤嚥が改善したと報告しています。

3　体位による代償：頸部姿勢による代償

1）頸部前屈位（顎引き頭位）

効　果

1）舌根部が後方に移動し、咽頭後壁に近づき喉頭入口部が狭くなり、喉頭閉鎖時間が延長し、喉頭閉鎖が増強され気道保護を改善する。
2）下咽頭部が狭くなり嚥下圧を高め、咽頭クリアランスがよくなる。
3）食道入口部の開大を促進する。

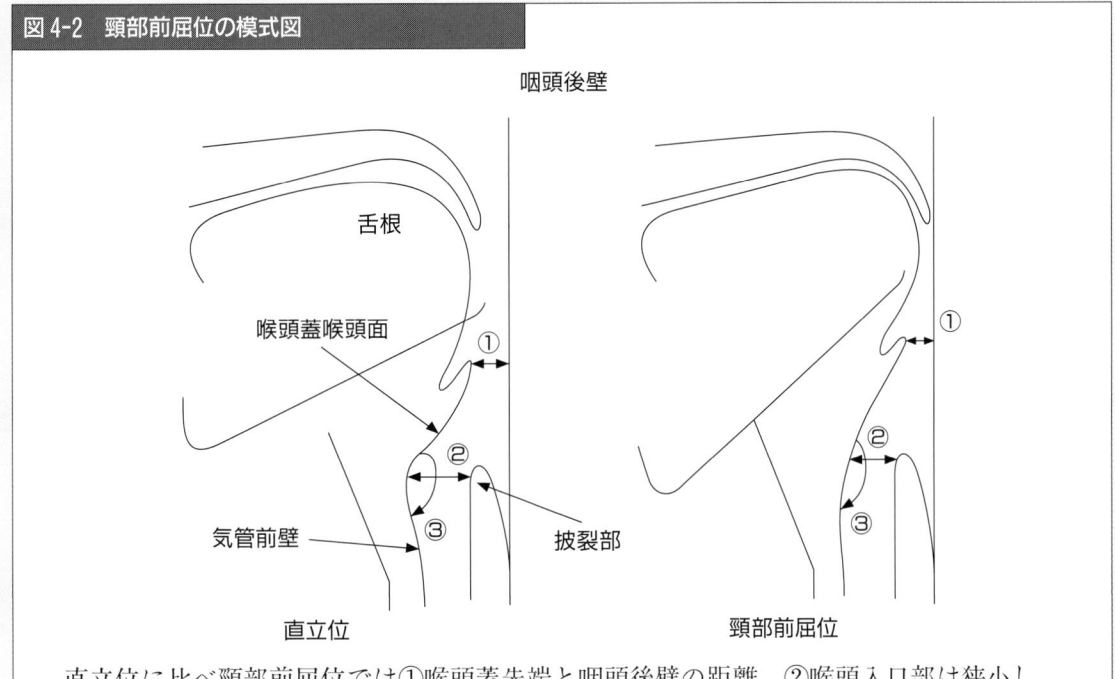

図4-2　頸部前屈位の模式図

直立位に比べ頸部前屈位では①喉頭蓋先端と咽頭後壁の距離、②喉頭入口部は狭小し、③喉頭蓋喉頭面後壁と気管前壁との角度が大きくなります。

（文献47）の図を改変）

適　応

1）舌根部の運動障害のある患者
2）喉頭閉鎖不全のある患者
3）咽頭期惹起遅延のある患者
4）喉頭蓋谷に食塊が残留する患者
5）食道入口部開大障害のある患者

不適応

喉頭挙上術施行後

方　法

頸部を前屈して飲み込ませる

効果の観察

1）頸部前屈位での嚥下後の咽頭不快感、湿性嗄声、誤嚥などの有無。
2）嚥下直後の呼吸音を頸部で聴診する。濁った湿性音、嗽音、あるいは液体の振動音が聴取された場合、喉頭前庭などへの液体の貯留が考えられる。

効果の実証

頸部前屈位（顎引き頭位）による喉頭閉鎖の増強効果に関して、唐帆[46]は健康な被験者に対して、Welch[47]、Shanahan[48]、Ekberg[49]は嚥下障害患者に対しての結果を報告しています。唐帆[46]は、被験者10名に対して頸部前屈による顎引き頭位の状態をVFと嚥下圧検査で測定し、顎引き頭位では喉頭蓋谷の角度が小さくなり、舌根や喉頭蓋先端と咽頭後壁の距離も狭まり、喉頭入口部は狭小化したと報告し、Welch[47]も同様に報告しています。Shanahan[48]も、30名の神経疾患による嚥下障害患者（嚥下反射遅延、喉頭蓋谷より梨状陥凹由来の誤嚥が多い）の顎引き頭位では、喉頭蓋喉頭面後壁と気管前壁との角度を大きくし、喉頭入口部の距離はわずかに減少傾向を示した点では類似していますが、喉頭蓋先端と咽頭後壁との距離が直立位に比べ有意に長くなったことが前者と異なっています。また、15名は頸部前屈位が誤嚥減少に効果があったが、梨状陥凹の残渣による誤嚥が多かった15名は効果がなかったと報告しています。Ekberg[49]も、喉頭前庭の閉鎖障害患者18名のうち9名が頸部前屈位で改善したと報告しています。またEkbergは、頸部前屈位では嚥下反射が惹起されるまで、喉頭蓋谷に食塊が停留、保持されるため嚥下反射の遅延を認める患者において誤嚥が防止されると述べています。これは唐帆[46]やWelch[47]の報告とは異なります。これは、唐帆やWelchはChin-down（顎引き頭位）であったのに対し、Ekberg[49]はhead flexionと頸部前屈位であり顎引き頭位でないことが関係していると考えられます。さらに、唐帆[46]によると顎引き頭位では、舌根・咽頭後壁接触時間や喉頭閉鎖時間が延長し、食道入口部の開大時間は短縮、舌骨は早期に挙上前進位に到達し、前方停滞時間は延長し、食道入口部開大径は拡大し、舌根部における最大嚥下圧値・持続時間・嚥下圧波形面積、食道入口部は拡大し、舌根部の駆出力が増加すると報告しています。

2）頸部後屈位（伸展位）

効　果

重力を利用し、食塊を口腔から咽頭に移送する。

適　応

舌による食塊の送り込み障害のある患者

不適応

1）咽頭期惹起消失・減少のある患者
2）喉頭閉鎖不全のある患者

方　法

頸部を後屈して咽頭に食べ物を送り込み、すぐ元にもどす。

効果の観察

頸部後屈により食塊を咽頭に移送し嚥下した後の口腔内の食塊残渣の有無、誤嚥の有無。

図4-3　頸部後屈位の模式図

直立位

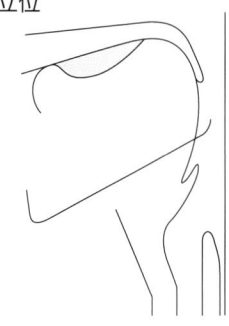

頸部後屈位

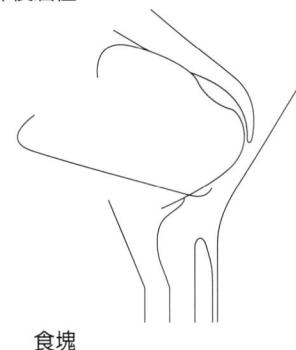

食塊

頸部を後屈することにより食塊は重力を利用し咽頭へ送り込むことができる。

効果の実証

頸部後屈位（伸展位）の効果に関して、Logemann[50]は、頸部後屈位は重力を利用して食塊を口腔から咽頭に移送でき、舌運動のコントロールが減少している患者に役に立つとしています。紺谷[51]は、健康な被験者30名に対する頸部後屈位のVF所見が、頸部前屈位と比較すると咽頭期通過時間が延長し、咽頭前期時間（口蓋垂から喉頭蓋谷まで）は短く、咽頭後期時間（喉頭蓋谷から第6頸椎中間までは）長くなることを報告しています。これは、頸部後屈位では舌面が後下方に傾斜するために前期が短く、嚥下反射前に舌骨や喉頭が下に強くひかれているため、さらに上方に挙上しようとする嚥下反射に対し抵抗が加わり後期が長くなったと説明しています。

一方、Ekberg[49]は、53名の嚥下障害患者のうち、通常頭位で喉頭閉鎖が正常な患者35名のうち10名が頸部後屈位で喉頭閉鎖障害を示し、頸部後屈位は喉頭閉鎖不全のある患者には不適応であること示します。

3）頸部回旋位

効果

1) 頸部を回旋させた同側の梨状陥凹が狭くなり、梨状陥凹に残留した食塊が押し出される。同時に反対側の咽頭蠕動運動が良好に起こり、残留物を除去できる。
2) 頸部を回旋すると回旋した側に食塊が通過せず、回旋した反対側の咽頭腔が広がり、嚥下が効率良くできる。
3) 頸部を回旋すると上部食道括約筋の開大径が拡大し、食道入口部圧が低下する。

適応

1) 一側性の咽頭麻痺のある患者
2) 患側の梨状陥凹に食塊が残留する患者
3) 食道入口部開大不全のある患者
4) 喉頭閉鎖不全のある患者
5) 反回神経麻痺のある患者

方法

顎を引いて、患側に頸部を回したまま、飲み込む。また、回旋しないで患側頸部を手で圧迫することで同様の効果がある。

左側麻痺の場合

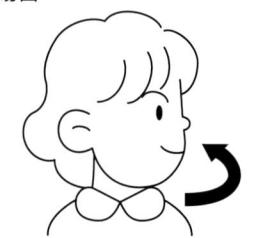

患側（左）に頸部を回旋する

効果の観察

1) 頸部回旋位での嚥下後の咽頭不快感、湿性嗄声などの有無。
2) 嚥下直後の呼吸音を頸部で聴診する。濁った湿性音、嗽音、あるいは液体の振動音が聴取された場合、喉頭前庭や梨状陥凹への液体の貯留が考えられる。

嚥下訓練　　代償的訓練

図4-4　頸部回旋時の下咽頭所見

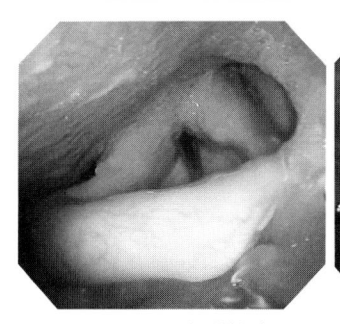

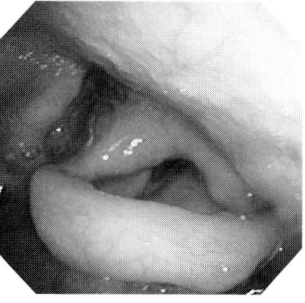

A　右回旋時　　　　　　　　　　　　　　　　　　B　左回旋時

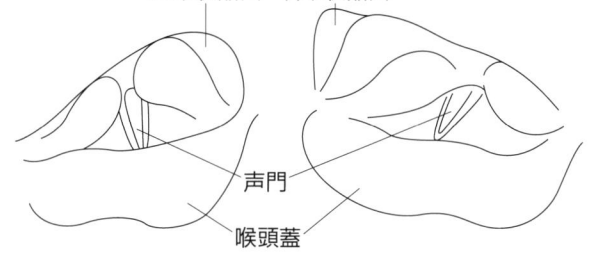

左梨状陥凹　右梨状陥凹

声門
喉頭蓋

頸部回旋時の喉頭ファイバー所見を示す。右に回旋すると（図A）左の梨状陥凹が、左に回旋すると（図B）右の梨状陥凹が広くなる。嚥下時に頸部を回旋することによって対側の梨状陥凹の食塊通過を改善することができる。

効果の実証

　頸部回旋位の効果に関して、唐帆[52]、Logemann[53]は健康な被験者に対して、Logemann[53,35]はワレンベルグ症候群などに適応した結果を報告しています。唐帆[52]は、頸部ヘリカルCT検査では、回旋側の梨状陥凹が下に長い紡錘状を呈し、反対側の梨状陥凹がロート状になり、食塊が通過しやすい形態となること、透視検査では、頸部回旋により反対側の梨状陥凹のみを通過することを報告しています。この透視検査による結果はLogemann[53]も同様に報告しています。また、嚥下圧検査では頸部回旋により回旋側の喉頭蓋谷部、梨状陥凹部における最大嚥下圧が有意に上昇し、回旋側の咽頭クリアランス能力が向上し、反対側では食道入口部の静止圧の有意な低下を認めています。

Logemann[53]も同様に、頸部回旋により上部食道括約筋開大径が拡大し、内圧が低下したと報告しています。

　さらに、Logemann[53]はワレンベルグ症候群（喉頭挙上不全、一側性の咽頭麻痺で梨状陥凹や咽頭に食物残渣貯留、上部食道括約筋開大径縮小）5名に対して頸部回旋を施行した結果、嚥下効率は改善され上部食道括約筋開大径が拡大したが、上部食道括約筋開大持続時間は2名が増加、2名が減少したと報告しています。延髄の脳血管障害患者[35]（一側性の咽頭麻痺、一側性の喉頭麻痺、輪状咽頭筋開大減少）に対する頸部回旋は、VFによって輪状咽頭筋開大持続時間が延長し、誤嚥がやや減少したと報告しています。

4）頸部側屈位

効　果

頸部を、健側に傾けることにより、重力で食べ物は動きの良い健側（下側）におちるため、嚥下がスムーズになる。

適　応

一側性の口腔・咽頭・喉頭の筋力低下（口腔・咽頭の同側に食物残渣の貯留がある）のある患者

方　法

頸部を、健側に傾け、飲み込む。

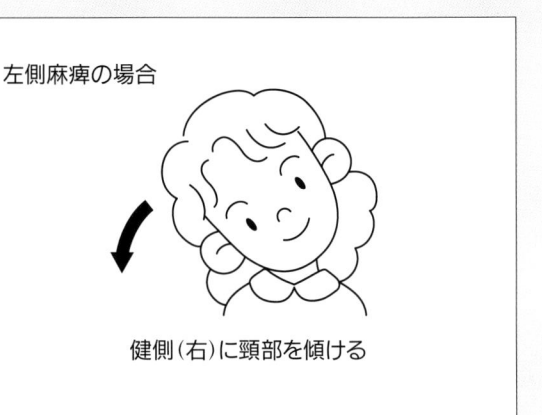

左側麻痺の場合

健側（右）に頸部を傾ける

効果の観察

頸部側屈位での嚥下後の咽頭不快感の有無など

5）下顎突出位

効　果

嚥下時に頸部を前に突き出す様な動作をすることで、機械的に梨状陥凹と食道入口部の開大を促進させる。

適　応

喉頭挙上術施行後の患者

方　法

頸部前屈位とは逆に、下顎を前に突きだすようにして、飲み込む。

効果の観察

下顎突出位での嚥下後の咽頭不快感の有無など

図4-5　舌骨喉頭挙上術施行例の下顎突出時の下咽頭所見

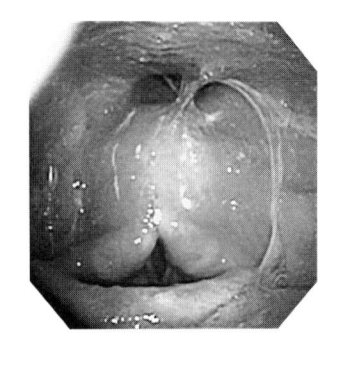

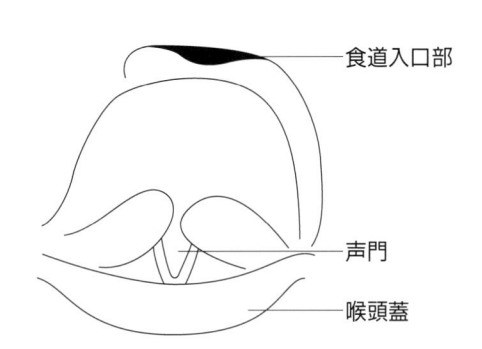

舌癌術後（舌亜全摘術、両側頸部郭清術、遊離前外側大腿皮弁による舌再建）舌骨喉頭挙上術と輪状咽頭筋切除術を施行した患者の下咽頭所見である。下顎を突出させることにより食道入口部が広く開大している。この状態で嚥下することにより、嚥下後誤嚥のリスクを減らすことができる。

文献

1) 伊藤裕之, 加藤孝邦：嚥下障害における下咽頭の衛生の意義. 耳鼻と臨床, 40, 641-643, 1994.
2) Meguro, K., Yamagauchi, S., Doi, C., et al.: Prevention of respiratory infections in elderly bed-bound nursing home patients. Tohoku Journal of Experimental Medicine, 167, 135-142, 1992.
3) Yoneyama, T., Hashimoto, K., Fukuda, H., et al.: Oral hygiene reduces respiratory infections in elderly bed-bound nursing home patients. Archives of Gerontology and Geriatrics, 22, 11-19, 1996.
4) 弘田克彦, 米山武義, 太田昌子ほか：プロフェッショナル・オラール・ヘルス・ケアを受けた高齢者の咽頭細菌数の変動. 日本老年医学会雑誌, 34(2), 125-129, 1997.
5) Matsuse, T., Umezaki, T., Shin, T.: Cortical projection to the medullary swallowing center in the cat. Recent Advances in Bronchoesophagology, Inoue, T., et al (eds), pp.373-374, Amsterdam Elsevier, 1990.
6) Jean, A., Car, A.: Inputs to the swallowing medullary neurons from the peripheral afferent fibers and the swallowing cortical area. Brain Research, 178, 567-572, 1979.
7) 進武幹：嚥下の神経機序とその異常. 耳鼻と臨床, 40, 239-422, 1994.
8) Larsen, G.L.: Rehabilitating dysphagia; mechanica, paralytica, pseudobulbar. Journal of Neurosurgical Nursing, 8(1), 14-17, 1976.
9) Larsen, G.L.: Rehabilitation for dysphagia paralytica. Journal of Speech and Hearing Disorders, 37(2), 187-194, 1972.
10) 今西正吉：流涎合併脳血管性患者に対するアイス・マッサージの経験. 総合リハビリテーション, 7(3), 217-219, 1979.
11) 滝口みさ子, 林淑子, 鈴木マサ子ほか：脳血管障害患者の流涎に対するアイス・マッサージの効果について. 日本看護学会 第16回成人看護, 61-64, 1985.
12) 林淑子：嚥下障害のある脳血管障害患者への看護的アプローチ. 月刊ナーシング, 7(11), 1239-1243, 1987.
13) 桂下恵子, 下田元授美：長期経管栄養患者の嚥下機能回復への働きかけ；脳梗塞患者の経口摂取. 看護学雑誌, 50(6), 641-644, 1986.
14) 金光悦：舌突出, 開口, 嚥下及び呼吸時のヒト舌筋活動と舌の反射応答について. 鶴見医学, 14(3), 429-442, 1988.
15) Pommerenke, W.T.: A study of the sensory areas eliciting the swallowing reflex. The American Journal of Physiology, 84(1), 36-41, 1927.
16) Kaatzke-McDonald, M.N., Post, E., Davis, P.J.: The effects of cold, touch and chemical stimulation of the anterior faucial pillar on human swallowing. Dysphagia, 11, 198-206, 1996.
17) Ali, G.N., Laundl, T.M., Wallace, K.L.: Influence of cold stimulation on the normal pharyngeal swallow response. Dysphagia, 11, 2-8, 1996.
18) Lazzara, G.L., Lazarus, C., Logemann, J.A.: Impact of thermal stimulation on the triggering of the swallowing reflex. Dysphagia, 1, 73-77, 1986.
19) Rosenbek, J.C., Roecker, E.B., Wood, J.L., et al.: Thermal application reduces the duration of stage transition in dysphgia after stroke. Dysphagia, 11, 225-233, 1996.
20) Rosenbek, J.C., Robbins, J., Fishback, B., et al.: Effects of thermal application on dysphagia after stroke. Journal of Speech and Hearing Research, 34, 1257-1268, 1991.
21) Warren, C.G., Lehmann, J.F., Koblanski, J.N.: Heat and stretch procedures; An evaluation using rat tail tendon. Archives of Physical Medicine and Rehabilitation, 57, 122-126, 1976.
22) Logemann, J.A., Pauloski, B.R., Rademaker, A.W., et al.: Speech and swallowing rehabilitation for head and neck cancer patients. Oncology, 11(5), 651-659, 1997.
23) 上田敏：目でみるリハビリテーション医学.

p. 9，東京大学出版会，1980．
24) 津山直一監修，上田敏，大川嗣雄，明石謙編：標準リハビリテーション医学．pp. 72-77，医学書院，1986．
25) Delateur, B. Lehmann, J.F., Fordyu, W.E.: A test the Delorme axion. Archives of Physical Medicine and Rehabilitation, 49, 245-248, 1968.
26) Hettinger, T.H., Müller. E.A.: Muskelleistung and Muskeltraining. Arbeitsphysiol, 15, 111-126, 1953.
27) 日本頭頸部腫瘍学会編：臨床・病理 頭頸部癌取り扱い規約．改訂第2版，p. 101，金原出版，1991．
28) 西尾正輝，星研一，桜井美和子ほか：嚥下障害を合併したDysarthriaの臨床的マネージメント．音声言語医学，36(2)，206-217，1995．
29) 吉田哲二，平野実，藤生雅子：脳血管障害による嚥下障害と運動性構音障害について．耳鼻と臨床，34，108-110，1988．
30) 三沢伸明，山内裕子，今吉良子ほか：肺機能の改善が発声・発語に与える影響—スーフルによる呼吸機能訓練を試みて．日本看護学会 第22回 成人看護Ⅱ，48-50，1991．
31) Froeschels, E., Kastein, S., Weiss, D.A.: A method of therapy for paralytic conditions of the mechanisms of phonation respiration and glutination. Journal of Speech and Hearing Disorders, 20 (4), 365-370, 1955.
32) Mendelsohn, M.S., Martin, R.E.: Airway protection during breath-holding. Annals of Otology, Rhinology and Laryngology, 102, 941-944, 1993.
33) Ohmae, Y., Logemann, J.A., Kaiser, P., et al.: Effects of two breath-holding maneuvers on oropharyngeal swallow. Annals of Otology, Rhinology and Laryngology, 105, 123-131, 1996.
34) Martin, B.J.W., Logemann, J.A., Shakar, R., et al.: Normal laryngeal valving patterns during three breath-hold maneuvers; A pilot investigation. Dysphgia, 8, 11-20, 1993.
35) Logemann, J.A. and Kahrilas, P.J.: Relearning to swallow after stroke; Application of maneuvers and indirect biofeedback; A case study. Neurology, 40, 1136-1138, 1990.
36) Lazarus, C., Logemann, J.A., Gibbons, P.: Effects of maneuvers on swallowing function in a dysphagic oral cancer patient. HEAD & NECK, 15, 419-424, 1993.
37) Campbell-Taylor, I., Nadon, G.W., Sclater, A.L., et al.: Oro-esophageal tube feeding; An alternative to nasogastric or gastrostomy tubes. Dysphagia, 2, 220-221, 1988.
38) 木佐俊郎，富永積生，深田倍行ほか：脳卒中に伴う嚥下障害に対する"口腔ネラトン法"を応用した治療と管理．総合リハビリテーション，20(3)，235-239，1992．
39) 木佐俊郎，深田倍行，斉藤潤ほか：脳卒中患者の摂食嚥下障害に対する"間欠的口腔カテーテル挿入栄養法"（IOCM）．島根県立中央病院医学雑誌，22(1)，47-53，1995．
40) 須貝富由美，外山瑞穂，飛塚郁子ほか：意識障害患者の経口摂取に向けての援助—口腔ネラトン法による嚥下訓練を行なって—．日本看護学会 第26回 成人看護Ⅱ，98-101，1995．
41) 塚本芳久，藤田あをい，椿原彰夫ほか：間欠的口腔食道経管栄養実施時における消化管運動のX線透視画像；経鼻経管栄養との比較．Journal of Clinical Rehabilitation, 5(5), 511-514, 1996.
42) 才藤栄一，木村彰男，矢守茂ほか：嚥下障害のリハビリテーションにおけるvideofluorographyの応用．リハビリテーション医学，23(3)，121-124，1986．
43) 山本弘子，遠藤尚志：嚥下障害における食物の形態の影響．東京老年学会誌，4，200-202，1998．
44) 藤島一郎，小島千枝子，藤島百合子ほか：脳卒中後嚥下障害の摂食訓練に体位の選択がきわめて有効であった症例．Journal of Clinical Rehabilitation, 2(7), 593-597, 1993.
45) Drake, W., O'Donoghue, S., Bartrman, C., et al: Eating in side-lying facilitates rehabilitation in neurogenic dysphagia. Brain Injury, 11(2), 137-142, 1997.
46) 唐帆健浩：顎引き頭位の嚥下機能に及ぼす影響．日本気管食道科学会会報，50(3)，396-409，1999．

47) Welch, M.V., Logemann, J.A., Rademaker, A.W., et al.: Changes in pharyngeal dimensions effected by chin tuck. Archives of Physical Medicine and Rehabilitation, 74, 178-181, 1993.
48) Shanahan, T.K., Logemann, J.A., Rademaker, A.W., et al.: Chin-down posture effect on aspiration in dysphagic patients. Archives of Physical Medicine and Rehabilitation, 74, 736-739, 1993.
49) Ekberg, O.: Posture of the head and pharyngeal swallowing. Acta Radiologica Diagnosis, 27, 691-696, 1986.
50) Logemann, J. A.: Evaluation and treatment of swallowing disorders. 2nd, p.199, PRO-ED, Texas, 1998.
51) 紺谷桂子，苅安誠，堀江慶一郎：頭部の位置によるバリウム嚥下時の咽頭期通過時間と通過方向の変化．総合リハビリテーション，19(5), 537-542, 1991.
52) 唐帆健浩，大前由紀雄，田部哲也ほか：頭部回旋による咽頭の形態的変化および嚥下機能の変化．日本気管食道科学会会報，48(3), 242-248, 1997.
53) Logemann, J.A., Kahrilas, P.J., Kobara, M., et al.: The benefit of head rotation on pharyngoesophageal dysphagia. Archives of Physical Medicine and Rehabilitation, 70, 767-771, 1989.

第5章

看護の展開

　本章では、脳血管障害患者と舌癌術後患者に対して、嚥下障害に焦点を絞って、急性期から回復期にかけての具体的な看護のすすめ方について述べます。嚥下障害に影響を及ぼす病態を把握して、そこから嚥下機能における問題を予測し、実際に観察によって主観的情報と客観的情報を収集して、その問題を確認し看護の具体的な方法が決定されます。さらに、実施した結果を評価して計画を修正しつつ看護を展開していくことになります。

　ここでは、1章から4章までの知識を利用して、具体的方法を決定するまでのプロセスを解説します。実際に、読者がアセスメントして嚥下訓練を導き出すまでの学習に利用して下さい。

第1項 脳血管障害患者への嚥下障害の看護
1. 脳血管障害発症から呼吸状態安定までの援助
2. 呼吸状態安定から嚥下反射の回復を確認するまでの援助
3. 嚥下反射を確認した後の援助
4. 嚥下反射を確認できないときの援助

第2項 舌癌患者の術後嚥下障害に対する看護
1. 遊離皮弁が生着するまでの看護
2. 遊離皮弁生着後における嚥下障害の看護

第5章　看護の展開

脳血管障害患者への嚥下障害の看護

　脳血管障害患者が緊急入院した時点から治療と看護が始まります。入院時には病態を把握して治療方針を決定するために緊急の検査が実施され、生命の維持が最優先された治療が開始されます。意識レベルの低下を伴う脳血管障害の急性期には嚥下障害を呈することが多く、これを前提にした看護が必要です。同時に、全身状態の安定を図るためには、循環器系、呼吸器系の安定が重要です。そのために、気道を確保する一方で唾液の誤嚥による肺炎を予防することが必要となります。急性期から嚥下障害に起因する肺炎を予防するとともに、意識レベルと嚥下反射の回復を観察することによってアセスメントを行ない、基礎的訓練の適用を判断します。そのための試案を図5-1に示しました。この図に従って、脳血管障害患者に対する急性期からの看護を述べていきます[1-4]。

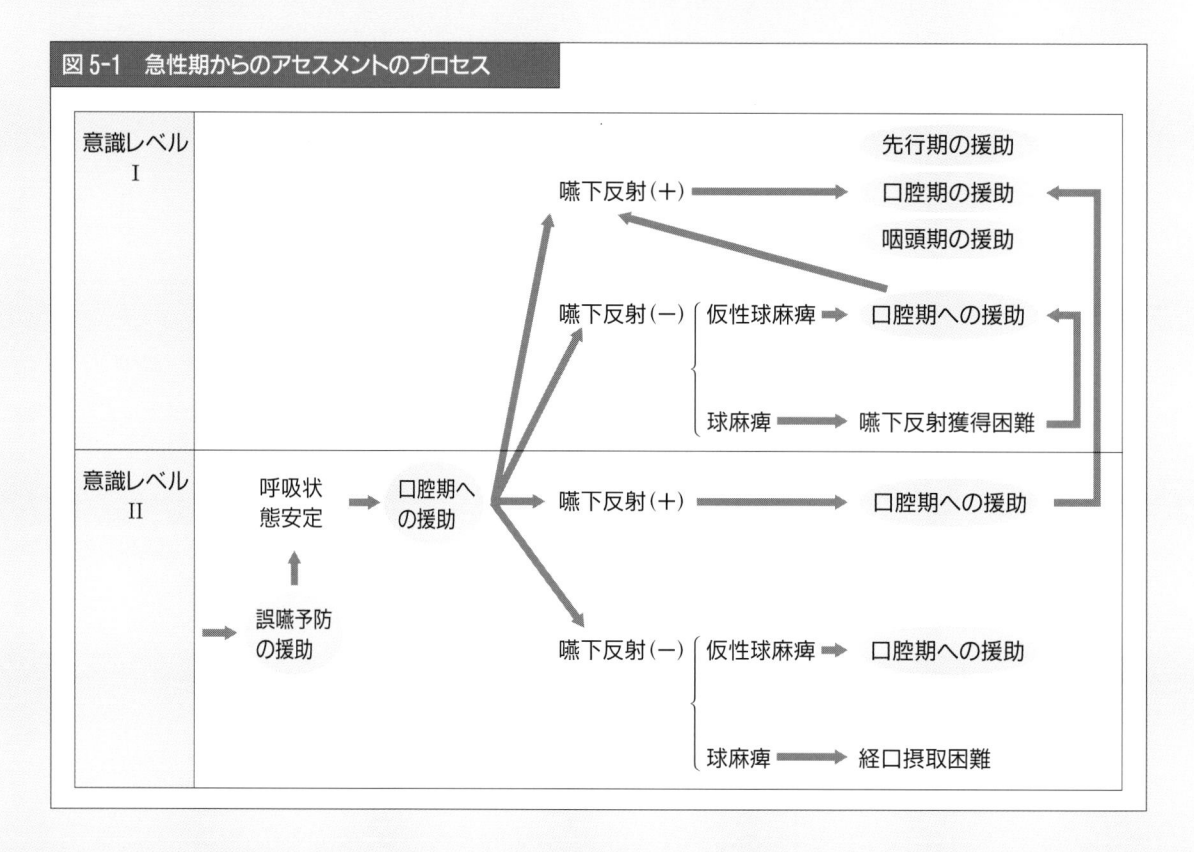

図5-1　急性期からのアセスメントのプロセス

意識レベルI			嚥下反射（＋）	→	先行期の援助 口腔期の援助 咽頭期の援助
			嚥下反射（－）	仮性球麻痺 ⇒	口腔期への援助
				球麻痺 ⇒	嚥下反射獲得困難
意識レベルII	呼吸状態安定 →	口腔期への援助	嚥下反射（＋） →		口腔期への援助
	↑ 誤嚥予防の援助		嚥下反射（－）	仮性球麻痺 ⇒	口腔期への援助
				球麻痺 ⇒	経口摂取困難

128　嚥下障害ナーシング

1　脳血管障害発症から呼吸状態安定までの援助

　急性期は、気道を確保しながら嚥下障害に起因する誤嚥を予防することによって、誤嚥性肺炎を予防することが重要です。そのために、唾液が口外に流れ出るような体位をとることが望ましく、口外に流出した唾液はタオルで受けることとなります。また、たとえ唾液を誤嚥したとしても、肺炎に至らないように毎日口腔ケアを行なって口腔内を清潔に維持することが重要です。この口腔ケア時に口腔内の知覚、唾液の貯留状況、嚥下反射など口腔内を観察します。この時期は、積極的に刺激を与えることが目的ではありません。具体的方法として、イソジンガーグル®を使用した口腔内清拭、歯ブラシを用いたブラッシングと吸引をしながら水による洗浄などが行なわれます。

2　呼吸状態安定から嚥下反射の回復を確認するまでの援助

　呼吸状態が安定した後に、口腔への積極的な刺激を開始することができます。意識レベルが低下した状態であるため、他動的な口腔期の訓練を開始します。ここでは、口腔粘膜の感受性を高めること、舌の運動を引き出すこと、顎関節の拘縮を予防することを目的として訓練を行ないます。具体的には、前述した口腔内の清潔維持に加えて、舌の運動と嚥下反射を誘発するために、水を含ませて凍らせた綿棒、冷やしたスプーン、ガーゼに包んだ氷などを利用して、口腔内へのアイスマッサージが行なわれます。味覚刺激が意識レベルの向上に効果があるとの報告もあり[5]効果が期待されますが、唾液分泌を促進することになるため、実施する場合は吸引の準備が必要です。

　この時期は嚥下反射の回復を待つ時期です。訓練による誤嚥があってはならず、それを避ける対策が重要です。ベッドを30度程度挙上した仰臥位で顎を引いた頸部前屈位で実施するのが基本です。嚥下反射の回復によって援助の方向性が変わります。毎日訓練を実施するとともに、意識レベル、呼吸状態、嚥下反射を観察します。ただし、嚥下反射の回復を確認したとしても、誤嚥の危険性は残ります。必ず、頸部聴診によって喉頭前庭に唾液の貯留がないことを確認すること、胸部の聴診を行なって呼吸音を確認することが重要です。

3　嚥下反射を確認した後の援助

　意識レベルIIに回復し、嚥下反射が確認されたとき、口腔期の訓練を続行して意識レベルの向上を待ちます。意識レベルがIに回復し、嚥下反射が回復したならば、その時点で、口腔期、咽頭期のアセスメントを行ない、基礎的訓練の方法を決定します。具体的には、これまでの訓練に加えて、嚥下反射を強化するために前口蓋弓および舌根部を凍らせた綿棒で刺激する方法、舌の運動の拡大のための他動運動・自動運動が適用されます。

また、体位による代償的方法には、咽頭の健側を下にして唾液を嚥下する方法、上半身を30-60度挙上して、頸部前屈位の体位による誤嚥予防があげられます。患者の身体的条件が許せば、必要に応じてVF検査が実施され、嚥下状態が客観的に評価されることになるでしょう。この時期は、経管栄養から経口摂取への移行期であることから、患者の水分出納、栄養摂取量を観察することが重要です。

4　嚥下反射を確認できないときの援助

嚥下反射が確認できない場合には、口腔期の訓練を継続して意識レベルの改善と嚥下反射の出現を待ちます。球麻痺に代表される核性障害の場合には、嚥下反射の獲得は困難であることが考えられます。急性期を脱しても改善がみられない場合、嚥下障害が慢性化することが考えられます。その場合には、早急に他の専門職に客観的な検査によるアセスメントを依頼し、決定された方法が患者の生活に定着するように継続的に援助することと、その結果を観察することが看護の重要な役割となります。定期的にVF検査による評価を行ないながら、嚥下訓練が実施されます。

第5章 看護の展開

舌癌患者の術後嚥下障害に対する看護

　舌癌・咽頭癌による術後嚥下障害は、術前に予定術式が決定されることから、嚥下機能の病態を推測することができます。そのため、術前から術後までを見通した患者参加による訓練プログラムの基準化が可能な領域といえます。ここでは、右舌半側切除術（舌根部を含む）、右頸部郭清、遊離前腕皮弁による舌・口腔底再建術後患者に対する術後看護をとりあげます。これらの患者では、舌可動部・舌根部の切除範囲によっても変わりますが、比較的順調に嚥下の自立が達成されます。術式から嚥下の病態を予測し、具体的な嚥下訓練を導き出すまでの基本的な考え方を示します[6]。

　まず、術式から予測される術後嚥下障害の概要を図5-2に示しました。正常な嚥下機能が手術によってどのように変化したか、その結果何が予測されるかを因果関係で結び、引き起こされる嚥下障害を明らかにしてあります。さらに、対応する嚥下訓練の方法を提案しました。これらの訓練あるいは情報提供は、術前から開始することができます。

　術後に生じる看護上の問題を中心に、遊離移植皮弁が生着するまでの看護と生着後における嚥下障害の看護に分けて述べていきます。これらは術後に必ず顕在化する看護上の問題として、術前から明確化させることができます。そのため、計画には術前に実施する看護も含まれます。

1　遊離皮弁が生着するまでの看護

　舌切除後の舌可動部が瘢痕化することなく治癒して可動性に富んでいることが、術後の嚥下状態に大きく影響します。そのため、術後は遊離移殖皮弁が生着することが最優先されます。また、術後は生体反応として創部は一過性に浮腫を来たすこと、舌可動部・舌根部の運動障害や手術操作による喉頭挙上への影響などから嚥下障害が必ず引き起こされます。この嚥下障害によって誤嚥がひき起こされ肺炎を生じる可能性があります。

　その結果、看護診断は＃1組織統合性障害*、＃2誤嚥リスク状態となります。各看護診断について、アセスメントの詳細、目標、計画をそれぞれ表にまとめました（表5-1・表5-2）。各看護診断が解決される期限を術後第10病日に設定しましたが、患者の身体的条件、舌癌の状態、手術による切除範囲など個別の条件によって変動することがあります。いずれにしても、毎日計画を実施し、その結果を観察することによって看護を評価し、必要であれば修正します。

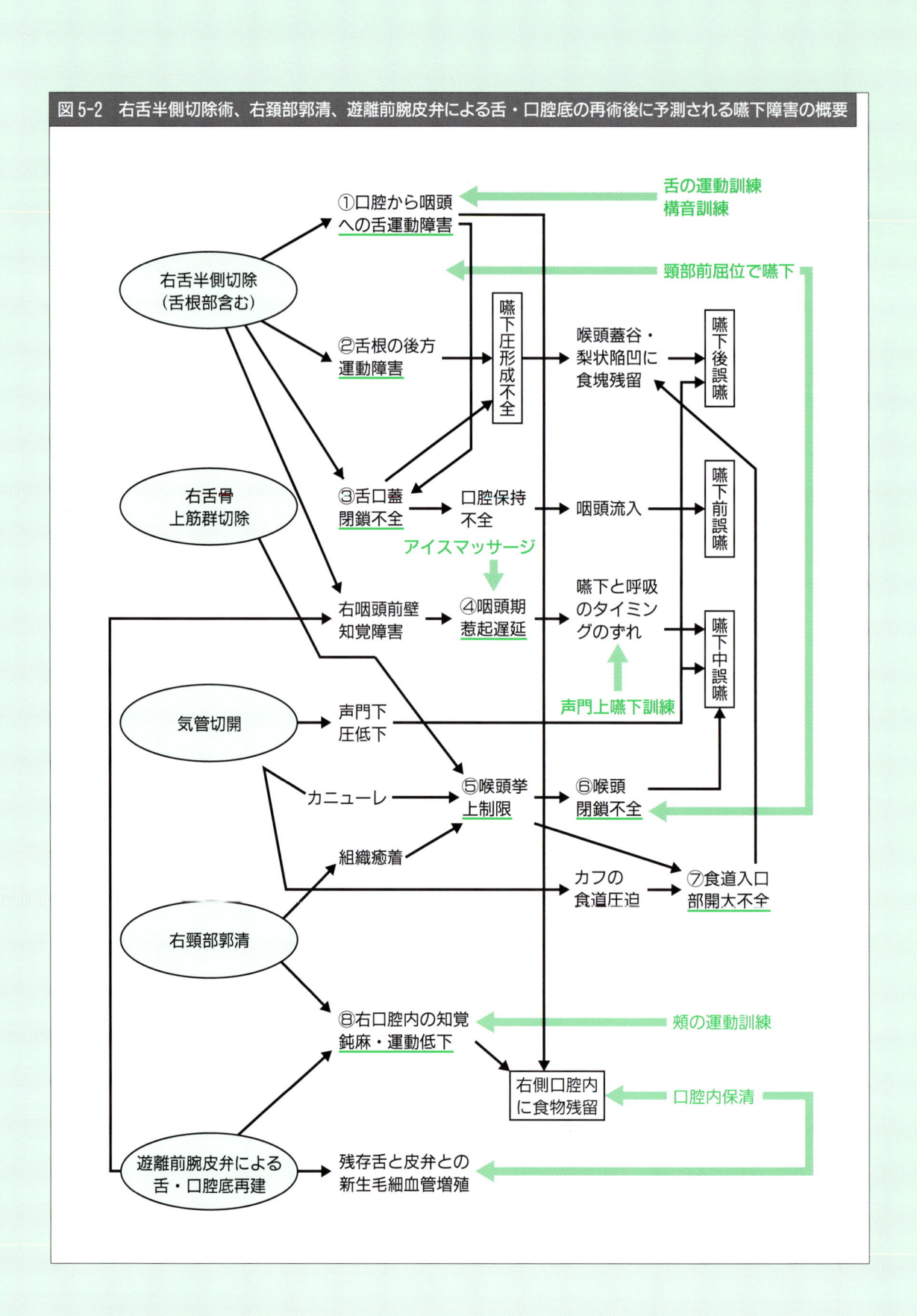

図 5-2　右舌半側切除術、右頸部郭清、遊離前腕皮弁による舌・口腔底の再術後に予測される嚥下障害の概要

右舌半側切除（舌根部含む）
- ①口腔から咽頭への舌運動障害 ← 舌の運動訓練／構音訓練
- ②舌根の後方運動障害
- ③舌口蓋閉鎖不全
  - アイスマッサージ

右舌骨上筋群切除
- 右咽頭前壁知覚障害
- ④咽頭期惹起遅延
  - 声門上嚥下訓練

気管切開
- 声門下圧低下
- カニューレ

組織癒着

右頸部郭清
- カフの食道圧迫
- ⑧右口腔内の知覚鈍麻・運動低下 ← 頬の運動訓練

遊離前腕皮弁による舌・口腔底再建
- 残存舌と皮弁との新生毛細血管増殖

嚥下圧形成不全

喉頭蓋谷・梨状陥凹に食塊残留 → 嚥下後誤嚥（頸部前屈位で嚥下）

口腔保持不全 → 咽頭流入 → 嚥下前誤嚥

嚥下と呼吸のタイミングのずれ → 嚥下中誤嚥

⑤喉頭挙上制限
⑥喉頭閉鎖不全
⑦食道入口部開大不全

右側口腔内に食物残留 ← 口腔内保清

表5-1　舌癌患者の遊離前腕皮弁生着までの看護：#1　組織統合性障害*

看護診断	#1　組織統合性障害
診断指標	損傷を受けた組織（右舌半側切除術、遊離前腕皮弁による舌・口腔底再建術）
関連因子	循環の変調（皮弁と残存舌の血管吻合）

アセスメント

1. 右舌半側切除、遊離前腕皮弁による舌・口腔底再建術である。遊離移植皮弁の組織の血流は吻合された動脈と吻合された静脈に頼っている。一方、通常の創傷治癒過程では術後第3〜4病日には新生毛細血管によって、組織間の血流が徐々に開始される。しかし、組織が癒合する術後第7病日までは末梢血管における循環の変調をきたしている状態であることから、この期間は皮弁が生着することが最優先される。
2. 創傷治癒を妨げる要因として感染があげられる。感染による炎症反応は創部の浮腫を長引かせることとなり、新生毛細血管による血流の回復を遅らせる。感染を予防することが重要であるが、口腔内の創であることから、常に感染の機会に晒されている。
3. 術後において遊離移植皮弁は吻合された動脈あるいは静脈による血流によってのみ生きている。この循環が障害されることは皮弁の壊死を意味する。そのため、吻合血管の物理的な牽引・屈曲による血流障害を予防することが重要である。そのため、血管吻合の状況から判断される頸部の回旋・側屈の範囲を守ることが必要である。また、血管茎付近の圧迫を避けることが必要である。
4. 以上の1〜3から、皮弁の生着のためには1）皮弁の血流を維持すること、2）創傷感染を予防することが重要である。

目標

1. 皮弁の血流が維持される
2. 創傷感染を引き起こさない

　1）皮弁の色が淡いピンクである。
　2）頸部の回旋・側屈に関する指示された体位が維持できる。
　3）創部（口腔内・頸部）の疼痛・発赤・腫脹がない。
　4）口腔内が清潔である。

期限　術後第10病日

計画　O-Plan

1. 残存舌と皮弁の癒合状態の観察　　：皮弁の色調（赤色：皮弁の血流鬱血　白色：皮弁の血流虚血）
　　　　　　　　　　　　　　　　　　：創部の腫脹、疼痛の状態
　　　　　　　　　　　　　　　　　　：口臭（組織の壊死の情報）
2. 指示体位が維持できているかの観察：頸部の回旋・側屈に関する制限の範囲（主治医と相談）
3. 頸部の観察　　　　　　　　　　　：疼痛・腫脹・発赤の状態
4. 口腔内の清潔の維持に関する観察　：口腔粘膜・歯肉・歯牙の清潔状態
5. 感染に関する全身状態の観察　　　：バイタルサイン
　　　　　　　　　　　　　　　　　　：白血球数
　　　　　　　　　　　　　　　　　　：CRP

計画　T-Plan

1. 口腔ケアを看護師が6回/1日実施する。
　1）ポビドンヨード液（イソジンガーグル®）15〜30倍の希釈液を浸した綿棒による健側の口腔内清拭を行なう。
　2）健側の歯列を小児用歯ブラシ（軟らか）でブラッシングする。
2. 指示された頸部の回旋・側屈の範囲の中で、苦痛の少ない体位を患者と共に工夫する。

（次頁へつづく）

＊「NANDA-I 看護診断 定義と分類 2009-2011」において「非効果的組織循環」が改訂され、定義、診断指標、関連因子とも変更されたため、「組織統合性障害」の看護診断名に変更した。

表 5-1 つづき

計画　E-Plan
1　術後における皮弁生着に関する援助について、術前に説明する。
　　1) 口腔ケアの必要性・目的・方法・期限
　　2) 体位の制限の必要性・目的・方法・期限

表 5-2　舌癌患者の遊離前腕皮弁生着までの看護：#2　誤嚥リスク状態

看護診断
#2　誤嚥リスク状態

危険因子
口腔、頸部の手術〔右舌半側切除術、遊離前腕皮弁による舌・口腔底再建術（皮弁と残存舌の血管吻合）、右頸部郭清術〕、気管切開チューブの存在、嚥下障害

アセスメント
1　手術侵襲に対する反応として、創部は一過性に浮腫を来す。その結果、舌の欠損に加えて、残存舌（舌可動部・舌根）は腫脹し、①運動障害が必ず引き起こされる。また、皮弁の生着のためには、舌の安静を維持したい時期でもある。
2　手術操作による嚥下関連神経・喉頭挙上への影響があり、④咽頭期惹起遅延が予測される。
3　術後は気管切開が行なわれ、カニューレ（カフ付）が挿入される。その結果、声門下圧が低下し、嚥下後の呼気による喉頭清浄が欠如する。さらに⑤喉頭挙上制限による⑥喉頭閉鎖不全、カフの食道圧迫による⑦食道入口部開大不全が考えられる。カフなしカニューレに変更されると、⑤喉頭挙上制限の緩和により⑥喉頭閉鎖不全⑦食道入口部開大不全の改善が期待されるが、一方でカニューレ周囲から唾液が流入することによる誤嚥が予測される。
4　以上の1〜3から、術後には嚥下障害が必ず引き起こされることから、1) 誤嚥性肺炎を予防すること、唾液を誤嚥した時の影響を最小限とするために2) 口腔・咽頭内の保清が重要である。

目標
1　誤嚥性肺炎を予防する
　　1) 呼吸音が清明である。
　　2) 発熱がない。
　　3) 夜間の喘鳴がない
　　4) 早期離床により昼間は唾液を口外に出すことができる。
2　口腔・咽頭内の清潔を維持する
　　5) 健康側の口腔保清のセルフケアができる。

期限
術後第10病日

計画　O-Plan
1　口腔内の保清に関する観察（#1と重複）　　：口腔粘膜・歯肉・歯牙の清潔状態
2　誤嚥の状態の観察　　　　　　　　　　　　：夜間咳嗽による睡眠の中断
　　　　　　　　　　　　　　　　　　　　　　：夜間睡眠中の喘鳴
　　　　　　　　　　　　　　　　　　　　　　：夜間の唾液の吸引状態
　　　　　　　　　　　　　　　　　　　　　　：唾液の嚥下状態
　　　　　　　　　　　　　　　　　　　　　　：喉頭前庭への唾液の貯留状態（頸部聴診による観察）
　　　　　　　　　　　　　　　　　　　　　　：昼間口外へ唾液を排出している状態

（次頁へつづく）

表 5-2 つづき

3	感染に関する全身状態の観察(#1 と一部重複)	：バイタルサイン
		：呼吸音
		：痰の喀出状態
		：胸部　X-P
		：白血球数
		：CRP
4	栄養状態に関する観察	：T.P.
		：アルブミン
		：体重
5	口腔保清に関するセルフケアの実施状況の観察	

計画　T-Plan

1　口腔ケアを看護師が6回/1日実施する。(#1と重複)
　1)　ポビドンヨード液(イソジンガーグル®)15〜30倍希釈液を浸した綿棒による健側の口腔内清拭を行なう。
　2)　健側の歯列を小児用歯ブラシ(軟らか)でブラッシングする。
　3)　口腔内保清のセルフケア指導後は、実施状況を確認する。
2　指示された頸部の回旋・側屈の範囲内で、夜間睡眠時に誤嚥しない体位を工夫する。
3　カニューレ(カフ付)挿入中は、カフ上に貯留した唾液をカニューレ吸引チューブから吸引する(6回/1日口腔ケア時)カフなしカニューレに変更後は喘鳴時に気管内吸引を行なう。特に夜間の喘鳴時に行なう。

計画　E-Plan

1　術後第5病日に口腔内の保清について、セルフケア(4回：朝・昼・夕・就寝前/1日)を指導する。

2　遊離皮弁生着後における嚥下障害の看護

　遊離移植皮弁が生着して創部の腫脹が改善した後でも、嚥下は構造的にも機能的にも障害を受けています。この時期には、経口摂取に切り替えることを目的として、嚥下機能の回復を目指します。看護診断は#3 嚥下障害となります。アセスメントから計画までを表5-3にまとめました。毎日計画を実施し、その結果を観察することによって看護を評価し、必要であれば修正します。

　看護診断#3 嚥下障害の改善を評価した上で、食品を使用した摂食訓練に進むことになります。

表5-3　舌癌患者の遊離前腕皮弁生着後における嚥下障害の看護：#3　嚥下障害

看護診断	#3　嚥下障害
診断指標	口腔相の障害：食塊を形成するための舌運動の欠如、食塊の口腔から咽頭への早期進入、嚥下の前にむせる、頬部側溝に食物を貯留 咽頭相の障害：嚥下の遅延、のどをゴロゴロ鳴らす声質、むせる
関連因子	神経系のプロブレム：口腔咽頭の異常（右舌半側切除術、遊離前腕皮弁による舌・口腔底再建術）

アセスメント

1. 舌根を含んだ右舌半側切除によって、①口腔から咽頭への舌運動障害、②舌根の後方運動障害、③舌・口蓋閉鎖不全が予測される。右咽頭前壁知覚障害による④咽頭期惹起遅延が予測される。
　　②と③から嚥下圧形成不全が予測され、食塊の喉頭蓋谷、喉頭前庭、梨状陥凹への残留によって嚥下後誤嚥の可能性がある。③から口腔保持不全による咽頭流入が嚥下前誤嚥を引き起こす可能性がある。④から嚥下と呼吸のタイミングのずれによる嚥下中誤嚥の可能性がある。
2. 右舌骨上筋群切除と右頸部郭清による組織癒着から、⑤喉頭挙上制限が予測される。その結果、⑥喉頭閉鎖不全と⑦食道入口部開大不全が予測される。
　　⑥から嚥下中誤嚥の可能性がある。嚥下圧形成不全と⑦から喉頭蓋谷、梨状陥凹に食塊残留による嚥下後誤嚥の可能性がある。
3. 右頸部郭清、遊離前腕皮弁による口腔底再建から、⑧右口腔内の知覚鈍麻・運動低下が予測され、さらに①口腔から咽頭への舌運動障害から右側口腔内食物残留の可能性がある。
4. 以上1～3から、以下の援助が考えられる。
    1) 右側口腔内食物残留の問題
        (1) 舌運動障害に対して、舌の運動訓練・構音訓練が考えられる。
        (2) 右側口腔内の知覚鈍麻・運動低下に対して、頬筋の運動訓練が考えられる。
        (3) 食物残留に対して口腔内保清が考えられる。
    2) 嚥下圧形成不全に対して
        (1) 舌根の後方運動障害に対して、頸部前屈位による代償的訓練が考えられる。
    3) 誤嚥に対して
        (1) 咽頭流入に対して、舌の運動訓練・構音訓練が考えられる。
        (2) 咽頭期惹起遅延に対して、前口蓋弓・健側舌根のアイスマッサージが考えられる。
        (3) 嚥下と呼吸もタイミングのずれに対して、声門上嚥下が考えられる。
        (4) 喉頭閉鎖不全に対して頸部前屈位による代償的訓練が考えられる。

（次頁へつづく）

表 5-3 つづき

目標

1. 嚥下訓練を自律的に実施できる
   1) 口腔内の保清
   2) アイスマッサージ
   3) 舌の運動・構音訓練
   4) 頬の運動
   5) 頸部前屈位
   6) 声門上嚥下
2. 誤嚥がない
   1) 呼吸音が清明である。
   2) 発熱がない。
   3) 夜間の喘鳴がない
3. 脱水症状がない
   1) 尿量減少がない。
   2) 皮膚・粘膜の乾燥がない。
   3) 頻脈がない。

期限　術後第 17 病日

計画　O-Plan

1. 口腔内の保清に関する観察 ：口腔粘膜・歯肉・歯牙の清潔状態、口臭
2. 嚥下に関する観察 ：開口（　　横指）
   ：口腔保持・口唇からの流涎
   ：舌の知覚・可動域
   ：口腔内知覚
   ：嚥下反射
   ：構音状態（パ行・タ行・カ行）
   ：喉頭運動
3. 誤嚥の状態の観察 ：唾液の嚥下状態
   ：喉頭前庭への食塊の残留状態（嚥下時の頸部聴診による観察）
   ：夜間咳嗽による睡眠の中断
   ：夜間睡眠中の喘鳴
4. 感染に関する全身状態の観察：バイタルサイン
   ：呼吸音
   ：痰の喀出状態
   ：胸部 X-P
   ：白血球数
   ：CRP
5. 脱水に関する全身状態の観察：水分出納
   ：口渇
   ：皮膚の乾燥状態
6. 栄養状態に関する観察 ：T.P.
   ：アルブミン
   ：体重
7. VF 検査結果

(次頁へつづく)

表5-3 つづき

計画 T-Plan

1. 口腔内の保清
    1) 1回/1日、看護師が実施して口腔内保清状態を確認する。
        (1) イソジンガーグル® 15～30倍の希釈液を浸した綿棒による口腔内清拭（健側は必ず実施、患側は主治医と相談）
        (2) 健側の歯列を小児用歯ブラシ（軟らか）でブラッシングする。
2. アイスマッサージ：左右前口蓋弓、軟口蓋、健側(左)舌根
    1) 1回/1日、看護師が行ない、同時に嚥下反射・口腔内知覚を観察評価する。
        (1) 凍らせた綿棒を1旦水に浸してから使用し、まず左右の前口蓋弓を片方ずつ上から下へ刺激する。
        (2) 何度目の刺激で嚥下反射が引き起こされたかを記録する。
        (3) その後、上記の範囲を刺激する。
3. 舌の運動訓練：舌の挺出、左右の運動、上下の運動
    頬の運動：頬を膨らます運動
    構音訓練：パ行、タ行、カ行
    1) 1回/1日、アイスマッサージ施行時に看護師が確認して実施し、舌の知覚、可動域を観察する。
4. 頸部前屈位・声門上嚥下訓練
    1) 1回/1日、アイスマッサージ施行後に看護師が確認して実施する。
        (1) 顎をひいた状態で、吸気後息をこらえてから唾液を嚥下し、呼気を後続させる。
        (2) 頸部聴診を行ないながら実施して、嚥下後の喉頭での呼吸音を確認する。
        (3) 誤嚥の状況を観察する。

計画 E-Plan

1. 術前に各訓練の目的・必要性を説明すると共にセルフケア（4回：朝・昼・夕・就寝前/1日）を指導する。
2. 術後（皮弁生着後）に各嚥下訓練の目的・必要性を再度説明すると共にセルフケア（4回：朝・昼・夕・就寝前/1日）を指導する。セルフケアには患者自身が各訓練を実施すること、その時間と回数を記録表にチェックすることが含まれる。
    1) 口腔内の保清
        (1) イソジンガーグル® 15～30倍の希釈液を浸した綿棒による口腔内清拭（健側は必ず実施、患側は主治医と相談）を実施する。
        (2) 健側の歯列を小児用歯ブラシ（軟らか）でブラッシングする。
    2) アイスマッサージ：左右前口蓋弓、軟口蓋、健側(左)舌根、健側(左)舌
        (1) 金属製のスプーンを氷水で冷却して使用する。
        (2) 冷やしたスプーンの腹を使用してマッサージを行なう。
    3) 舌の運動訓練：舌の挺出、左右の運動、上下の運動
        頬の運動：頬を膨らます運動
        構音訓練：パ行、タ行、カ行
    4) 頸部前屈位、声門上嚥下訓練
        (1) 顎をひいた状態で、吸気後息をこらえてから唾液を嚥下し、呼気を後続させる。

文　献

1) 鎌倉やよい：嚥下障害への援助の技術化に関する文献的考察—脳血管障害患者について．看護技術，34 (15)，92-99，1988．
2) 鎌倉やよい：脳血管障害に伴う嚥下障害に対する看護の技術化の動向と研究課題．臨床看護研究の進歩，2，62-66，1990．
3) 鎌倉やよい：脳血管障害急性期にある患者の嚥下自立への援助．看護技術，41 (3)，260-264，1995．
4) 鎌倉やよい：嚥下障害のある患者．看護技術，39 (2)，93-97，1992．
5) 三谷律子，内田香織，川口智美ほか：意識レベルの向上に与える早期経口摂取の効果．臨床看護研究の進歩，9，76-80，1997．
6) 浅田美江，浜野真弓，深田順子ほか：中咽頭癌術後嚥下障害に対する急性期の看護の検討．第5回日本摂食・嚥下リハビリテーション学会学術大会抄録集，129，1999．

索引

あ

アイスマッサージ 77, 79, 88
顎の運動 77, 93
顎引き頭位 117
アセスメント 74

い

息こらえ嚥下 79, 108
意識レベル 32
胃食道逆流 27
一側性核上性障害 30
一側性の咽頭麻痺 120
一般的情報 54
咽頭期 6, 18
咽頭期の惹起 13
　── 消失・減少 119
　── 遅延 23, 25, 38, 39, 59, 108, 110, 118
咽頭クリアランス 117
　── 低下 24, 26, 27, 59
咽頭後壁 12
咽頭壁蠕動様運動減弱 23
咽頭流入 24, 25, 39, 59

え

栄養摂取の変調：必要量以下 6, 8
液体粘性 114
嚥下圧形成 19, 20, 24
　── 不全 38
嚥下圧測定 22
嚥下圧低下 27, 59
嚥下運動形成 21
嚥下運動の区分法 17
嚥下運動不全型誤嚥 25
嚥下後誤嚥 25, 26, 27, 41, 59
嚥下時の呼吸型 44
嚥下障害 6, 7
　── の主な病態 23
嚥下性無呼吸 19, 45
　── 時間の測定 22
嚥下前誤嚥 24, 25, 39, 59
嚥下中誤嚥 25, 41, 59
嚥下の意識化 86
嚥下のプロセス 20
嚥下パターン形成器 21
嚥下反射 17
　── のトリガー 13
　── の誘発部位 88
嚥下反射惹起 21
　── の促進 89

お

奥舌面 11
送り込み障害 119
オトガイ舌骨筋 14

か

カーテン徴候 67
回復期 4
下咽頭 12
下顎骨 15
下顎突出位 123
顎下腺管 11
核性障害 30
顎舌骨筋 14
顎二腹筋後腹 14
顎二腹筋前腹 14
下降期型誤嚥 24, 26
下唇 10
仮性球麻痺 30, 31
仮声帯 15
カニューレ 46
下部食道括約筋 20
カフ付きのカニューレ 46, 47
カフなしのカニューレ 48, 49
間欠的経口食道経管栄養法 110
看護の目標 5
看護の役割 3
癌性疼痛（口腔・咽頭の） 34
関節可動域訓練 101
感染のリスク状態 6, 9
顔面の運動麻痺 62
顔面の感覚麻痺 64

き

期（stage） 17
機械的清掃 84
気管 12, 15
気管切開 46
気管軟骨 14, 15
基礎的訓練 82
客観的情報 62
　── の収集 70
急性期 4
　── からの看護 128
球麻痺 31
胸鎖乳突起筋 14
頬粘膜 10
挙上期型誤嚥 24, 25
筋電図測定（舌骨上筋群の） 22
筋力増強訓練 101

け

頸部・肩部の運動 90
頸部回旋位 79, 120
頸部郭清 36
頸部後屈位 77, 119
頸部前屈位 77, 79, 115, 117
頸部側屈位 122
頸部聴診 65
頸部の姿勢 117

こ

構音 65
構音訓練 77, 102
口蓋咽頭弓 10, 13
口蓋垂 10
口蓋舌弓 10, 13
口蓋扁桃 10, 12, 13
口峡部 10, 13
口腔期 6, 18
口腔前庭 10, 11
口腔底 11
口腔内残留 39
口腔内知覚 68
口腔内保清 77, 83
口腔ネラトン法→OE法 79, 110
口腔保持 11, 18, 39
　── 不良 38
硬口蓋 10, 12
後口蓋弓 10, 12, 13
甲状軟骨 12, 14
口唇 10
　── の運動 77, 96
口唇閉鎖 17
　── 閉鎖不全 38
喉頭 69
　── 挙上運動 44
　── 挙上術 37
　── 挙上の不足 23, 25, 59
喉頭蓋 12, 13, 15
喉頭蓋谷 12, 13, 118
喉頭侵入 59
喉頭前庭 15
喉頭知覚低下 38
喉頭ファイバー 22
　── 所見 121
喉頭閉鎖 15, 19, 20, 59, 117
　── の増強効果 118
　── 不全 23, 25, 38, 118, 119, 120
高齢者 42
声 64

誤嚥　24
誤嚥しにくい食品　113
誤嚥しやすい食品　113
誤嚥のリスク状態　6, 8
コーディネイト　4
混合型誤嚥　24

さ
再建　37

し
耳下腺管　10
自動運動　96
主観的情報　56, 57
手術　34
術後嚥下障害　38
準備期　6, 17
上咽頭　12
上下中切歯切縁間距離　94
上唇　10
上部食道括約筋（輪状咽頭筋）　20
食事環境　45
食道　12
食道入口部　12, 13
　──　開大　19, 59, 117
　──　開大障害　118
　──　開大不全　23, 59, 120
食道期　6, 21, 27
食道蠕動運動低下　27
食物形態による代償　113
食塊形成　11, 17, 18
食塊口腔保持　19
食塊通過　16
食塊の送り込み　20
食塊の形成　20
　──　不全　23, 24
食塊の口腔保持　20
食塊の残留　118, 120
伸展位　119

す
スクリーニング　56

せ
声帯　15
声門　12, 15
声門下腔　15
声門上嚥下　79, 108
声門内転訓練　79, 106
声門閉鎖　15, 19
　──　不全　25, 38, 108
舌　11, 67

　──　の運動　77, 98
　──　の観察　66
　──　の切除範囲　36
舌（亜）全摘出術　35
舌亜全摘出術　36, 40
舌萎縮　66
舌運動障害　23, 24, 34, 38
舌可動部　11, 13
　──　（亜）全摘出術　35
　──　半側切除術　35
舌癌患者　133
舌口蓋閉鎖　12, 19, 20, 58
　──　不全　23, 24
舌骨　12, 14
舌骨上筋群　14
舌根　11, 13
舌根の後方運動　19, 20
　──　の不足　23
舌根部の運動障害　118
舌小帯　11
摂食セルフケアの不足　6, 7
舌深静脈　11
舌尖　11
舌側縁　11
舌背　11
舌半側切除術　35
舌部分切除術　35
前咽頭期型誤嚥　25
前口蓋弓　10, 12, 13, 68
先行期　6
全身状態　69
前舌面　11
蠕動様運動　19
前連合　15

そ
相（phase）　17
側臥位　116

た
体位による代償　115
体液量の不足のリスク状態　6, 8
体幹姿勢　115
代償的訓練　112
唾液分泌低下　38
他動運動　96

ち
チームアプローチ　3, 4
窒息のリスク状態　6, 9
中咽頭　12
　──　後壁　14

　──　上壁　12
　──　前壁　13
　──　側壁　12
中咽頭知覚低下　38
中舌面　11

つ
通過障害（腫瘍の増大による）　34

て
抵抗運動　97
電気声門図　22

な
内服薬　45
軟口蓋　10, 12, 67

に
乳様突起　14

の
脳血管障害　3
　──　患者　128
能力障害　112

は
肺炎　42
反回神経麻痺　120

ひ
鼻咽腔閉鎖　12, 19, 20, 58
　──　機能　105
　──　不全　23, 27
ビデオ内視鏡　22
披裂間ひだ　15
披裂喉頭蓋ひだ　15
披裂部　15

ふ
不顕性誤嚥　33, 42
物理的清掃　84
ブローイング　77, 79, 104

ほ
放射線治療　34
ボタン型のカニューレ　48, 49
頬の運動　77, 95

ま
慢性期　4

ゆ

有郭乳頭　11, 13
有茎皮弁　37
遊離組織移植　37

り

梨状陥凹　13, 15, 16, 120
両側性核上性障害　30
輪状咽頭筋切除術　37
輪状軟骨　12, 14, 15

わ

ワルダイエル咽頭輪　12

数字・アルファベット

30～60度仰臥位　77, 115
CPG (central pattern generator)　21
EGG (electroglottography)　22
GCS (Glasgow coma scale)　32
hard blowing　105
JCS (Japan coma scale)　32
LES (lower esophageal sphincter)　16
lifting exercise　107
NANDA　6
OE法　79, 110
pseudo-supraglottic swallow　109
pushing exercise　106
soft blowing　104
Stenon管　10
───開口部　10
supraglottic swallow　108
thermal stimulation　88
think swallow　79, 86
UES (upper esophageal sphincter)　16
VF検査 (videofluorography)　22
videoendoscopy　22
Wharton管　11

【著者紹介】
鎌倉やよい（かまくらやよい）
- 1972年　愛知県立看護短期大学卒業
　　　　　愛知県がんセンター勤務
- 1985年　愛知県立看護短期大学成人看護学助手
- 1990年　同講師
- 1995年　愛知県立看護大学成人看護学助教授
- 1999年　同教授
- その間、慶應義塾大学文学部卒業（1994年）
　　　　　愛知淑徳大学大学院修士課程修了（1997年）
- 2001年　愛知淑徳大学大学院博士後期課程満期退学
- 2003年　博士（学術）取得
- 2009年　愛知県立大学看護学部教授

藤本保志（ふじもとやすし）
- 1990年　名古屋大学医学部卒業
　　　　　小牧市民病院勤務
- 1992年　名古屋大学医学部附属病院勤務
- 1993年　愛知県がんセンター頭頸部外科勤務
- 1996年　同医長
- 2003年　名古屋大学医学部助手
- 2005年　同講師
- 2007年　博士（医学）取得

深田順子（ふかだじゅんこ）
- 1987年　愛知県立看護短期大学卒業
　　　　　名古屋第一赤十字病院勤務
- 1991年　日本赤十字愛知短期大学成人看護学助手
- 1995年　千葉大学看護学部卒業
　　　　　愛知県立看護大学基礎看護学助手
- 2001年　千葉大学大学院看護学研究科博士前期課程修了
　　　　　愛知県立看護大学成人看護学講師
- 2007年　同准教授
- 2008年　千葉大学大学院看護学研究科博士後期課程修了
　　　　　博士（看護学）取得
- 2009年　愛知県立大学看護学部准教授